神経心理学コレクション

シリーズ編集
山鳥 重
彦坂 興秀
河村 満
田邉 敬貴

失語の症候学

ハイブリッド
CD-ROM 付

相馬 芳明
元 相馬神経内科クリニック院長

田邉 敬貴
元 愛媛大学教授・精神科神経科

医学書院

| 失語の症候学　ハイブリッド CD-ROM 付
〈神経心理学コレクション〉

発　行	2003 年 9 月 15 日　第 1 版第 1 刷ⓒ
	2017 年 10 月 15 日　第 1 版第 7 刷
著　者	相馬芳明・田邉敬貴
発行者	株式会社　医学書院
	代表取締役　金原　優
	〒113-8719　東京都文京区本郷 1-28-23
	電話 03-3817-5600（社内案内）
印刷・製本	三美印刷

本書の複製権・翻訳権・上映権・譲渡権・貸与権・公衆送信権（送信可能化権を含む）は株式会社医学書院が保有します．

ISBN 978-4-260-11888-0

本書を無断で複製する行為（複写，スキャン，デジタルデータ化など）は，「私的使用のための複製」など著作権法上の限られた例外を除き禁じられています．大学，病院，診療所，企業などにおいて，業務上使用する目的（診療，研究活動を含む）で上記の行為を行うことは，その使用範囲が内部的であっても，私的使用には該当せず，違法です．また私的使用に該当する場合であっても，代行業者等の第三者に依頼して上記の行為を行うことは違法となります．

JCOPY〈出版者著作権管理機構　委託出版物〉
本書の無断複製は著作権法上での例外を除き禁じられています．複製される場合は，そのつど事前に，出版者著作権管理機構（電話 03-3513-6969，FAX 03-3513-6979，info@jcopy.or.jp）の許諾を得てください．

はじめに

　近年における神経心理学の発展には目を見張るものがあるが，皮肉なことに頻度が最も高い失語の症候学がおろそかになりつつあるようだ。学問にも，はやりすたりがあるのは当然だし，なによりも過去30年間にわたって失語に関する研究が多数なされてきて，飽きられてしまったのかもしれない。

　失語に対する知見が十分に普及して，関係者全員の共通知識となっているのならば，それは学問の進歩であり，慶賀の至りである。しかし現実には，学会でも臨床の現場でも，今でも少なからぬ混乱が見られるし，まして神経心理学に入門したての人々は，「失語は何が何だかさっぱりわからなくて，不安です」という状態に置かれているのに十分な訓練がなされていないように見受けられる。

　このような危機感を日ごろから共有している田邉先生から，失語の症候学について音声入りで実用的な本を作ろうというご提案があり，田邉先生と『神経心理学コレクション』の編集をしている医学書院の樋口覚氏に尻をたたかれながらテープや原稿を整理した。

　内容は，これまで講演や講義で提示した症例である。今頃皆さんどうしておられるかなと，患者さんたちの顔を思い浮かべる。病気に対して何も出来ずに申し訳ないと思いながら，失語の検査を行ってきたが，不思議なことにこちらが熱心に検査すればするほど，深く信頼して下さった方々である。

　失語を学ぶのは病巣部位をあてるためではない。しかし，病巣という独立したパラメータがなければ，失語に関する議論は迷走を続け，とんでもないカオスに陥るだろう。この領域における最大の危機は，「私には私の失語理論があり，あなたの言うことなどききたくないし，論文も自分の好

きなものだけを引用する」という態度が蔓延していることにあると思う。

　どのような失語理論をたててもかまわないが，病巣部位（脳内の局在）という公平な仲介人には背を向けてはならない。さらに失語理論をできるだけ単純明快にして，失語患者に関わる医療関係者全員が容易に習得できるようにする必要がある。研究テーマはその先にまだいくらでも控えている。不毛な議論をしている暇はないと思う。

　最後に，臨床神経学と神経心理学を教えてくださった先生方，ならびに共に学んだ友人達に深く感謝いたします。一人ずつお名前をあげるとあっという間に10行くらいになってしまい，このような小著には大げさですので，心の中で列挙させていただきます。

2003年7月

相馬芳明

目次

はじめに …………………………………………………………… iii

序章　なぜ今失語の症候学か ……………………………田邉敬貴… 1

第1章：失語型診断に意味があるか ……………………田邉敬貴… 5

第2章：失語の新しい見方 ………………………………相馬芳明… 9
　A．「失語型」という用語の是非 ………………………………… 10
　B．失語型（失語症候群）の成立 ………………………………… 10
　C．失語古典分類の新しい解釈 …………………………………… 12
　D．言語の下位システム …………………………………………… 18

第3章：脳血管障害からみた失語症 ……………………相馬芳明… 23
　A．脳血管障害と失語分類の古くて深い関係 …………………… 24
　B．脳動脈閉塞による言語症候群 ………………………………… 26
　C．皮膚下構造の損傷による失語 ………………………………… 27
　D．失語の責任病巣 ………………………………………………… 28

第4章：脳変性疾患による失語 …………………………田邉敬貴… 31
　A．アルツハイマー病でみられる失語 …………………………… 32
　B．ピック病でみられる失語 ……………………………………… 33
　C．変性疾患で稀れにみられる失語 ……………………………… 35

第5章：失語の診断学―診察方法と症状の解釈
　………………………………………………相馬芳明・田邉敬貴… 37
　A．自発話 …………………………………………………………… 38

B．呼称 …………………………………………………… 41
　　C．復唱 …………………………………………………… 42
　　D．聴理解 ………………………………………………… 42
　　E．読字・書字 …………………………………………… 44

第6章：発語面からみた失語型診断の解説
　　………………………………………田邉敬貴・相馬芳明… 45
　　A．ベッドサイドでの失語型診断 ……………………… 46
　　B．失語型診断の実践 …………………………………… 48

おわりに ………………………………………田邉敬貴… 95
　　参考文献 …………………………………………………… 99
　　索引 ………………………………………………………103

付録　失語の症例集（ハイブリッド CD-ROM）

装丁と本文扉は木村政司氏による

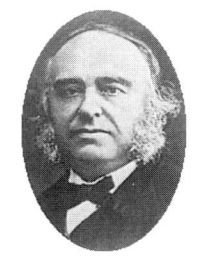

Broca, Pierre-Paul（1824-1880）

ブローカ，ピエール・ポール フランスの人類学者，解剖学者で，パリのビセートル病院の臨床外科学教授。後に政治家となった。大脳半球の優位性について記載，右利きの場合，左大脳半球が言語表現に関与していることを提唱した(1861)。また，彼の患者 Tan（タン）にみられた運動性および表出性失語の主要徴候について記載した。脳膿瘍の外科的手術において，世界で初めて当時の臨床診断学のみによって病巣部位を正確に特定し，手術を行ったことでも有名。

1865年に，左大脳半球に病巣をもつ失語(「語啞性失語」)の右利き患者8人について報告し，左下前頭回が言語表出（構音）の中枢であることを述べた。さらに，Duchenne 以前に筋ジストロフィーに関して報告しており，骨軟化症，脳動脈瘤の治療，弯(曲)足，骨折および外科領域における催眠法についても記載した。

人類学者としては，頭骨学に関心を寄せ，頭蓋骨のイニオン，ブレグマ，ダクリオン，ラムダ，メトピオン，オベリオンおよびオピスチオンを命名し，さらにネアンデルタール人の発見と報告にかかわった。また，フランス派の人類学の創始者でもある。

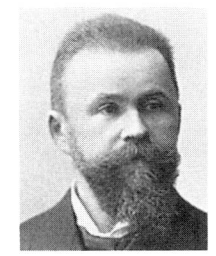

Wernicke, Karl（1848-1905）

ウェルニッケ，カルル ドイツの神経精神科医。シレジアで生まれ，(自転車事故により)チューリンゲンで死去した。ブレスラウ大で医学を修め，1870年に卒業した。当地で研修した後，ウィーンの Meynert の下で研究した。その後，1885年にベルリンの Westphal の助手になり，ベルリン大の神経学・精神医学の教官に選ばれた。その後はブレスラウ，死の直前にはハレに移った。

彼の名付けられた脳症と失語についての現象学と解剖学(1874年)によって神経学に多大な貢献をした。感覚性失語は聴覚イメージが貯えられている左側頭葉の損傷で生じ，運動性失語はブローカ野の損傷を生じ，伝導性失語は両者を結ぶ経路の障害で生じ，全失語は両者とも障害を受けることによって生じると結論した(彼の1881年に出版された教科書で初めて明らかにされた)。脳症には彼と Korsakoff の名が付けられているが，1875年にすでに Gayet によって発見されていた。彼はその他にも大脳の大きな脳回について調べ，偽性球麻痺の存在を予測し，側方注視の脳幹における中枢の存在を示し，一側大脳半球優位性の概念の確立に寄与した。

W. Pryse-Phillips 著『臨床神経学辞典』(医学書院刊)より

【付録 CD-ROM の使い方】
・HTML のメニュー画面をご使用になる場合には，Web ブラウザが必要です。Microsoft Internet Explorer 5.0 以上や Netscape Communicator 4.7 以上の Web ブラウザなどをご使用ください。
・サウンド再生機能およびスピーカが必要です。

[ご注意]
・Web ブラウザで閲覧中に，スクロールバーが表示されない場合は，Web ブラウザのウィンドの大きさを変えることでスクロールバーが表示されます。
・Web ブラウザで音声ファイルを再生するためには，Web ブラウザに Windows Media Player や Quick Time Player などの再生用アプリケーションが関連づけられている必要があります。詳しくは，Web ブラウザ，アプリケーションのマニュアルをご参照ください。

●起動するためには，
[Windows]　本 CD-ROM を CD-ROM ドライブにセットすると自動的に起動します。また，一度終了し再度起動する場合は，デスクトップ上の「マイコンピュータ」の CD-ROM ドライブを開き「index.html」をダブルクリックすると起動します。
[Macintosh]　CD-ROM をセットするとフォルダが開くので，その中の index.html をダブルクリックします。
＊各々，ブラウザ上にメニュー画面（図参照）が表示されますので，章を選択してください。「ファイルのダウンロード」ウインドウが開いた場合，「上記の場所から実行する」を選択して「OK」ボタンをクリックしてください。

●音声ファイルを別ウィンドウで再生する場合には，
[Windows]　音声ファイルのリンク「Windows/wav」ボタンを「右クリック」し，「リンクを新しいウィンドウで開く」を選択して下さい。
[Macintosh]　音声ファイルのリンク「Macintosh/aiff」ボタンを「Ctrl＋クリック」し，「新しいウィンドウでリンクを開く」を選択して下さい。
＊Web ブラウザの種類により，名称が異なる場合があります。

●メニュー画面が表示されなかったり，音声が再生されない場合には，
[Windows]　マイコンピュータなどで，「data」フォルダの中にある「sound」フォルダ中の wav ファイル（1 a 1.wav など）をダブルクリックすれば，音声が再生されます。
[Macintosh]　「data」フォルダの中にある「sound」フォルダ中の aiff ファイル（1 a 1.aif など）をダブルクリックすれば，音声が再生されます。

■　ご注意（必ずお読みください）
・本製品は書籍の付録として添付されている CD-ROM のため，ユーザー登録・ユーザーサポートの対象外とさせていただいております。ご了承ください。
・本製品は，Windows，Macintosh のハイブリッド版です。
・本製品の著作権は，㈱医学書院または著者，あるいはこの双方が有しており，著作権法，関連諸法規，関連国際条約等で保護されています。
・本製品の内容は，著作権により保護されており，一部または全部を無断転載すること，改変することは禁止されています。
・㈱医学書院は，本製品を運用した結果，お客様に直接・間接の損害が生じた際には，その原因が本製品に含まれる瑕疵によると判断される場合に限り，本製品の交換，または本製品の代金相当額を限度として補償したします。その原因が本製品に含まれる瑕疵以外によると判断される場合には，㈱医学書院は一切責任を負いません。
・Windows：音声再生のためには Windows Media Player が必要です。
・Macintosh：音声再生のためには Quick Time Ver.6.0 以上が必要です。
・Windows，Windows Media Player の名称は米国 Microsoft Corporation の登録商標です。
・Apple，Macintosh，QuickTime の名称は，Apple Computer, Inc. の登録商標です。
・ユーザーはこの「ご注意」の内容をご承諾の上，ご利用になるものとします。

序章
なぜ今失語の症候学か

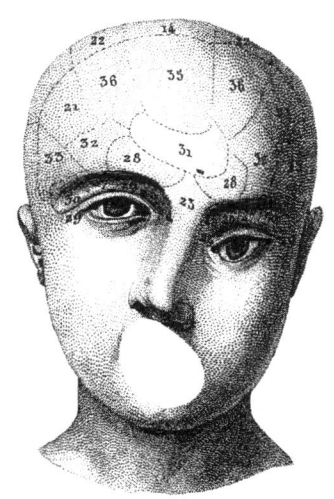

現在，神経心理学あるいは神経心理学的検査という用語は極めてポピュラーとなっている。そして，脳のどの部位が障害されるとどのような症状ないし高次脳機能障害が生じるか，という臨床解剖学的対応は，一見自明の理かのように語られている。しかし，言葉では語ることができても，高次脳機能障害を有する患者さんを実際に目の前にすると，その症候を的確に捉えることが意外に難しいと実感している臨床医は決して少なくないと思われる。

　神経心理症候の中でも，とりわけポピュラーである失語症の理解ないし臨床が，失行や健忘といった他の症候に比べむしろ浸透していない，と感じているのは，筆者達だけであろうか？　別の表現をすれば，失語は神経心理学の基本あるいは中核的テーマであるが，逆に神経心理学に携わる多くの人の最大のウィークポイントとなっている。

　これが本書を著そうと思い立った動機である。現実に，発語が少ないだけでブローカ失語にされたり，症状よりも脳の前方部に病変があるという画像所見に引きずられてブローカ失語と診断したりしている事例にしばしば遭遇することがある。

　筆者は「失語の症候学」という題で講演する際には副題としていつも「話せばわかる」という表現を用いてきた。その意味するところは，患者さんの発語を聞けば失語型の診断は可能である，あるいはどのあたりに病変があるかを推測することが可能である，ということである。

　単に，失語型が決まるというよりも，もっと大事なのは病巣の局在，拡がりをかなりの確からしさをもって推定することができることであり，これは各症例の治療，予後を考える上でも大いに役立つであろう。

　本書で田邉が紹介させて頂いた脳血管障害例の多くは，国立循環器病センターで澤田徹先生の下で診させていただいた患者さん達であり，患者さん御本人，並びに御家族，そして澤田先生の御好意にあらためて感謝する。

　また，このような本が出せるのは京都大学の故大橋博司先生主宰の失語

症研究会で，テープを聞きながら，大橋先生御自身から失語の見方の手解きを受け，国立循環器病センターを中心に失語例を実践し，そこで生まれた疑問点に，大東祥孝先生(京都大学)をはじめ先輩方，同僚，後輩の方々から多くの示唆を頂いたお蔭である．

ここにあらためて御礼を申し上げるとともに，一番多くのことを教えていただいた，患者さん御本人，協力いただいた御家族にあらためて深謝いたします．

第1章
失語型診断に意味があるか

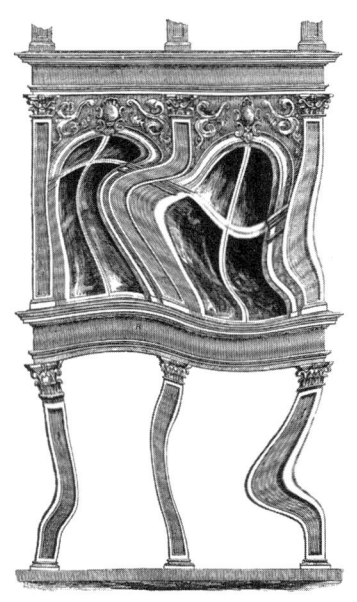

前付けに掲げた Paul Broca(1824-1880)並びに Karl Wernicke(1848-1905)の19世紀の時代から，失語症は言語の優位脳や病巣の局在等について常に注目されてきた。その後，剖検を待たずに病巣の局在を教えてくれる CT の登場によって，失語型と責任病巣について数多くの検討が行われてきた。そこではブローカ失語や，ウェルニッケ失語といった失語型に当てはまる症例の病巣の重ね書きが行われた。

　ここで注意していただきたいのは，ブローカ失語やウェルニッケ失語は単一の症候で規定されるものではなく，複数の症候からなる症候群であり，**表 1** に示したような各失語型に中核の症状があるとしても，実際の症状ないし症例にはかなりの幅があるという点である。

　例えば，ブローカ失語の中核症状はアナルトリーであるが，教科書的にはアナルトリーの他に，字性錯語もみられる，とされている。そして Paul Broca の有名な症例ムッシュ・タン（Monsieur Tan：実際はルボルニュ［Leborgne］氏であるが，何を訊いても「タン，タン」と答えるため，このように呼ばれた）をはじめ古典的な意味で言うブローカ失語例の多くはブローカ領域から中心前回，さらに後方の，つまり中心溝より後方の中心後回や縁上回，さらには一部上側頭回にも及ぶ病変を有している。

　中心前回に限局した病巣では音の歪みを主体とした構音の障害であるアナルトリーが生じるが，明らかに音韻の変化ととれるような字性錯語は通常みられない。そして了解障害や明らかな書字障害を伴わない場合は，表 1 に示したように失語型としては純粋語啞に相当し，pure anarthria（純粋アナルトリー）とも呼ばれる。

　一方，字性錯語は，中心溝より後方の縁上回を中心とする病巣でみられ，**表 1** に示すように伝導失語の中核症状である。中心前回病巣によるアナルトリーと，縁上回病巣による字性錯語はまず必発の症状であり，錐体路病変による麻痺のような要素的症状に限りなく近い局在価値を持った症状である。従って，病巣が中心前回から後方に及ぶ症例の場合にはアナルトリーに加えて字性錯語がみられるのは当然といえる。

表1 各失語型の中核症状

失語型	中核症状
全失語(total aphasia, global aphasia)	重度のアナルトリー（残語，再帰性発語），重度の了解障害
ブローカ失語*	アナルトリー，比較的保たれた了解能力
純粋運動失語(pure motor aphasia)，純粋語啞(pure word dumbness)	アナルトリー，了解・書字障害（−）
超皮質性運動失語(transcortical motor aphasia)	自発語は少ないがアナルトリー（−），復唱良好，顕著な了解障害（−）
混合型超皮質性失語	自発語は乏しいが，復唱能力は保たれ反響言語（＋），了解障害顕著
皮質性感覚失語(cortical sensory aphasia)，ウェルニッケ失語	豊富な錯語（語性，字性，新造語），顕著な了解障害
皮質下性感覚失語(subcortical sensory aphasia)	口頭言語の了解のみ不良，書字障害（−）
純粋語聾(pure word deafness)	
超皮質性感覚失語(transcortical sensory aphasia)	語音把握良好（復唱可能）も語意理解不良，錯語は語性主体
伝導失語(conduction aphasia)	意図的発話で言い直しを伴う字性錯語，了解障害はあっても軽度
健忘失語	喚語障害とそれに伴う迂遠な言い回し，了解良好

* 失文法はわが国では必発の中核症状とは言いがたい

　このように失語症を診る場合，単に失語型を決めるのが大事なことではない。言い換えればブローカ失語や，ウェルニッケ失語あるいは伝導失語などの失語型自体を細かく定義付けようとするのは無意味であり，それよりも各症例の失語像を構成している要素，症状の把握が大切である。そうすることによって，病巣の局在，拡がりをかなりの確からしさをもって推定することが可能で，これは各症例の治療，予後を考えることにつながる。

　なお欄外の注釈はすべて田邉による。

第2章
失語の新しい見方

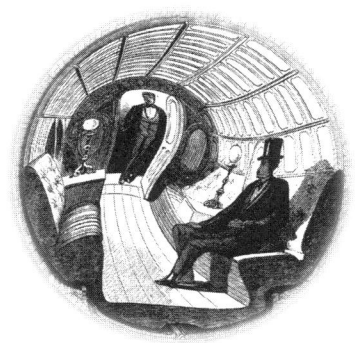

A.「失語型」という用語の是非

　失語型診断とは，ある失語患者を前にしたときに，その患者の言語症状から，ブローカ失語やウェルニッケ失語の失語型を当てはめる作業である。医学における症候群診断の一種である。失語の勉強といえば，この失語型診断を連想するほど有名な作業である。しかし，「失語型に本質的な意味があるか？」と問われれば，「否」と返答せざるを得ない。脳の構造や機能が，失語型とぴったり対応するようにはできていないのである。失語型は，脳の構造と機能のある側面を切り出して観察しているだけなのだ。

　脳の言語システムと，その障害によって発現する失語症状について，本質的な解剖・生理学的知識を抽出する作業が進行中であり，失語型という素朴な，経験的な，博物学的なレッテルは，いずれは医学史的な場面でしか使用されなくなるかもしれない。ただし，失語型は失語研究の原点であったし，現在でも臨床場面での便利な符牒として広く使用されていることも事実である。

　失語型の発展を歴史的に展望し，その問題点を論じ，今後の方向性について記したい。

B. 失語型（失語症候群）の成立

　1861年パリのビセートル病院において，外科医Brocaはルボルニュ氏という失語患者に遭遇し，その脳損傷部位を発表した。これを契機としてヨーロッパ医学界で失語に対する関心が高まり，K. Wernicke, L. Lichtheim, J. Dejerineを初めとするヨーロッパの神経学者の貢献によって今世紀初頭までに1つの学問体系が形成された。これが古典論と呼ばれる

失語の理論体系である。当時の研究者は患者の症状を詳細に記載し，患者が死亡したのち脳を解剖して病巣を同定し，両者を関係づけるという大変に手間のかかる方法論をとらざるを得なかった。

このようにして，ブローカ失語，ウェルニッケ失語，伝導失語，純粋失読，失読失書など今日でも一般に使用されている言語症候群の大多数が確立されたことに，脱帽せざるを得ない。これらの業績の中には，今日から見てもほとんど非の打ちようのないものもある。

古典論は第一次大戦後の衰退を経て，1960年代のN. Geschwindらボストン学派による再評価や1970年代以降の画像診断の進歩によって再認識され，再び失語の分類として国際的に最も広く使用されるようになった。

古典論では，特定の言語症候群とその病巣の対応が最大の関心事であった。そのことは，現代においても概ね承認されている。例えば，ブローカ失語はブローカ中枢(左下前頭回後部)を中心とする病巣によって生じ，ウェルニッケ失語はウェルニッケ中枢(左上側頭回後部)を中心とする病巣によって生ずる，などである。

たしかに現在でもブローカ失語やウェルニッケ失語などは，特定の脳動脈(群)の閉塞を示唆する症候群として高い有用性を持ち，臨床の現場では大変に便利である。

しかし，現代の臨床家や研究者は，症状－病巣の対応という点で古典論成立の時代とは比較にならないほど大量のデータに日常的に接しており，古典分類も細部においては，そして時として決して細部とはいえない根本的な点においても，修正を要することに気づきつつある。

一方，ニューロサイエンスの諸方面からの大きなプレッシャーもある。近年,「言語」という現象は，言語学や神経心理学などの伝統的な学問領域のみならず，コンピュータ科学，情報工学，認知心理学，記号論理学，functional brain mappingなどの実に広範な領域において活発に研究されるようになってきた。言語の障害を，ブローカ失語とかウェルニッケ失語という未分化な症候群として把握しているかぎり，functional brain mapping をはじめとする他の研究領域との学問的交流は容易ではない。

　近年，ブローカ領域の限局性損傷による失語の症状が明らかになり，すでに知られていた中心前回の損傷による純粋語啞との間に二重解離が成立することが示された。これによって，ブローカ失語という未分化な博物学的記載から，発話の障害と，喚語困難や文法理解障害が，機能的にも解剖学的にも分離され，隣接するニューロサイエンスとの交流がスムーズになると期待される。ウェルニッケ失語についても同様に，複数の言語システムの障害の合併であることが指摘されている。

　もちろん，喚語困難，錯語，聴理解障害などと呼ばれる個々の言語症状も，認知科学の視点からはいまだ十分にこなれておらず，さらに詳しく検討する余地は大いにあるだろう。失語症状を音声，音韻，形態，意味，統語などの言語学的レベルに分解して解析することが神経心理学の立場からも急務となってきた。

　本章では，まず失語の古典的症候群について新しい視点を提示する。これは失語症候群の解体と現代的視点からの再構築である。

　次に，臨床的な病巣研究の知見に基づいて，個別の言語モジュールの脳内メカニズムがどのように構成されるかを論じる。

　言語自体がヒトの「脳と心」の中の1つのモジュールであるが，この言語機能がさらに複数の下位モジュールから構成されていると考えないと，複雑な失語の病像はまったく理解できないし，またこのように失語学を再構築することによって初めて，隣接諸科学との交流が可能になる。最近は，言語の下位システムに基づく構成をとる神経心理学の教科書もでてきている。

C. 失語古典分類の新しい解釈

1）　ブローカ失語の解体と再構築

　ブローカ失語は，異なる言語学的レベルに属する多数の言語症状から構

成される症候群である。それらの症状を整理して列挙すると以下のようになる。

① 非流暢性発話，構音の障害，失文法（電文体）
② 音韻性錯語，言語性短期記憶の低下
③ 喚語困難，語性錯語
④ 文章の聴理解障害（単語の理解障害は，症例によって正常から高度障害までさまざまである）
⑤ 書字障害，音読や読解の障害

　こうして列挙してみると，ブローカ失語が極めて多種類の言語症状の組み合わせからなる複雑な失語型であることがよくわかる。ブローカ失語については，古くから多くの論争があったが，その一部は症状の多層性を無視したところから生じたものと思われる。これらの多彩な症状をブローカ失語という言葉で一括して1つの言語症状として扱うのは誤りである。

　ところで，純粋語啞，純粋アナルトリー，アフェミア（aphemia），純粋運動失語，音声解体症状群などとさまざまな名称で呼ばれる症候群が知られており，厳密な定義に関してはいろいろと議論があるものの，その症状と病巣は基本的には同一であると思われる。この言語症候群をここでは仮に純粋語啞と呼ぶ。純粋語啞の中核症状は，非流暢性発話であり（構音の障害もふくめて），言語理解は正常，書字も良好である。

　上記のブローカ失語の症状のうち，①と②が純粋語啞に該当する（注1）。書字障害のうち，仮名の音韻性錯書は純粋語啞でもみられるが，その他の読み書きの障害は純粋語啞に属するものではなく，次に述べるブローカ領域失語の症状であると思われる。純粋語啞の責任病巣は中心前回の下部である。

　次に視点をブローカ領域に転じてみよう。ブローカ領域の機能に関しては，古くから論争点となっていた。今世紀初頭に Pierre Marie は，「第3前頭回（ブローカ領域）はなんらの言語機能も果たしていない」という題の

注1：病巣が中心前回に極めて限局している場合は，非一貫的な音の歪みが中心で，歪みを伴わないきれいな音の置き換えである音韻性錯語は目立たない。

論文を発表し，当時支配的であった局在論を攻撃した。

それに対して局在論を支持するDejerineは直ちに反論を開始し，フランスの神経学会全体をまきこむ熾烈な論争が展開された(1908)。この論争は決着をみないまま，失語と脳局在に関する興味が失われていった。

1970年代以降，再びこの問題に対する論文がみられるようになったが，ブローカ領域が限局性に損傷された時にどのような言語症状が出現するかに関して，意見の一致はみられなかった。筆者らは，ブローカ領域（第3前頭回後部）にほぼ限局した病巣をもつ症例を検索し，口頭言語に関してその中核となる症状は，流暢性発話，喚語困難，文章の理解障害などであることを指摘した（相馬ほか，1994）。この流暢性失語はいまだ命名されていないが，ここでは仮にブローカ領域失語と呼ぶ。上記のブローカ失語の症状のうち，③と④がブローカ領域失語に該当する。

以上より，ブローカ失語は純粋語唖とブローカ領域失語の合併症状であると考えるのが最も自然であろう（図1）（注2）。

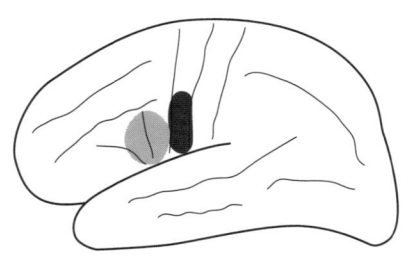

　　　ブローカ領域の損傷　　　　　　　　中心前回の損傷
喚語困難　　　　　　　　　　　　非流暢性
文法理解の障害　　　　　　　　　構音の障害
（ブローカ領域失語）　　　　　　音韻性錯語
　　　　　　　　　　　　　　　　（純粋語唖）

図1　ブローカ失語は少なくとも2種類の言語症候群から構成される複合症候群である。

注2：第1章で指摘したように，臨床的にブローカ失語と診断される症例の病巣は，実際には中心溝を越えてさらに後方に及んでいる場合がしばしばあり，その場合は中心溝より後方の言語関連領域の障害による症状も混在している。

ブローカ失語＝ブローカ領域失語＋純粋語啞

この式は，症状と病巣のいずれについても成立する．病巣に関しては，次のようになる．

ブローカ失語の病巣＝ブローカ領域＋中心前回

2) ウェルニッケ失語の解体と再構築

ウェルニッケ失語もブローカ失語と同様に多様な言語症状からなる症候群である．それらを整理すると次のようになる．
① 流暢性発話
② 音韻性錯語，言語性短期記憶の低下
③ 語音認知障害
④ 喚語困難，語性錯語
⑤ 語義理解障害
⑥ 読み書きの障害

これらのうち，②は伝導失語の症状であり，③は純粋語聾の症状であり，④と⑤は超皮質性感覚失語の症状である．また，ウェルニッケ失語の読み書きの障害には角回損傷による失読失書の症状も含まれている可能性がある（注3，注4）．

ウェルニッケ失語の病巣はウェルニッケ領域には限局しておらず，通常は中側頭回，下側頭回，頭頂葉などにも拡がっている．伝導失語を生ずるのは，上側頭回から縁上回にかけての損傷であり，一方，ウェルニッケ領域を後下方からとり囲む領域（中側頭回，下側頭回）の損傷によって超皮質性感覚失語がひきおこされる．以上をまとめると，次の式のようになる

注3：これも注2と同様で，臨床的にウェルニッケ失語と診断されている例では角回にも病巣が及んでいる場合が少なくなく，その場合には角回病巣による症状の修飾が加わる．
注4：病巣が中心溝を越えて中心前回に及ぶ場合は，当然アナルトリーが加わり，もはやウェルニッケ失語とは診断されない．通常，後方病巣が広汎で了解障害が強くアナルトリーも重度の場合は全失語，了解障害がそれほど強くない場合はブローカ失語となる．この臨床の実際は，P. Marie のブローカ失語＝アナルトリー＋ウェルニッケ失語の指摘を思い起こさせる．

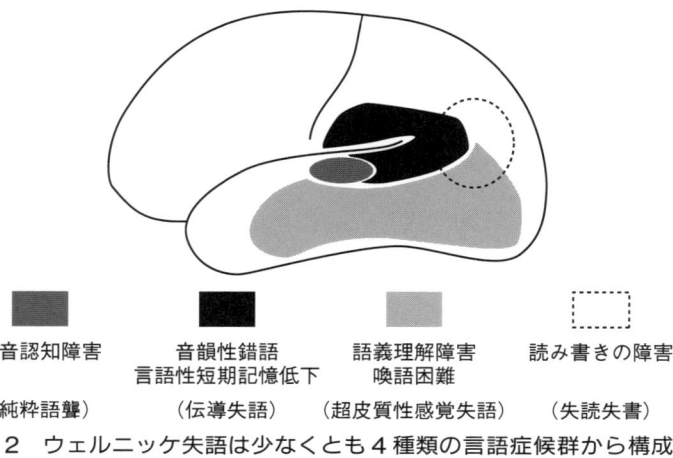

図2 ウェルニッケ失語は少なくとも4種類の言語症候群から構成される複合症候群である。

（図2）。これは症状と病巣の両方について成立する。

　　　ウェルニッケ失語＝伝導失語＋純粋語聾＋超皮質性感覚失語
　　　　　　　　　　　＋失読失書

　ブローカ失語の場合と同様に，ウェルニッケ失語も複数の失語症候群が合併した複合症候群であることがわかる。

　ウェルニッケ失語の回復過程において，伝導失語や超皮質性感覚失語との鑑別が問題になることがあるが，ウェルニッケ失語から伝導失語（ある

コラム1

失語型の変化（大橋博司による）

　失語症状の軽快，増悪につれて失語型がある型から他の型に移行する場合があるが，その経過を図3に示す（なお中枢性失語は伝導失語に相当する）。当然ながら移行する場合はその経過中に両型の特徴を併せ持つ時期がある。

　また失語の経過は別にしてブローカ失語とウェルニッケ失語の特徴を併せ持つような症例もあり，診断にあたっては錯語の内容やアナルトリーの有無など，その失語像を形づくっている要素を押さえることが重要である。

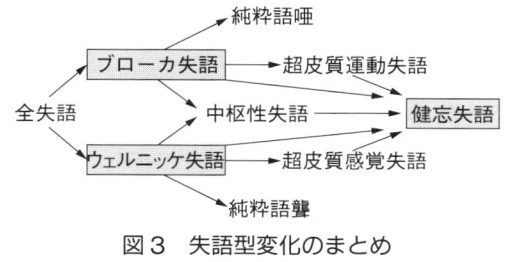

図3 失語型変化のまとめ

いは超皮質性感覚失語）へと移行する可能性があることが，上の式から容易に理解できる。また，伝導失語がウェルニッケ失語の亜型であるか否かなどという論議にも直ちに解答できよう（**コラム1参照**）。

3) 傍シルヴィウス裂失語症候群を結ぶ軸としての伝導失語

　これまでに述べてきたブローカ失語とウェルニッケ失語については，より下位の失語症候群に解体することによって，その症状と病巣についての理解が容易になることがわかった。ここではそれとはまったく異なる方向の指摘を行いたい。すなわち，個々の失語症候群は孤立して存在しているのではなく，互いに有機的に結び付いているとの観点からのアプローチである。

　具体例として伝導失語を挙げたい。言うまでもなく，伝導失語の主症状は音韻性錯語である。また言語性短期記憶の低下も伴う。ブローカ失語やウェルニッケ失語などと比べると，伝導失語が単純で純粋な言語症候群であることがわかる。ここで，音韻性錯語と言語性短期記憶の低下は，ブローカ失語やウェルニッケ失語でも共通して観察されることに注目したい。

　D. Benson(1979)は，ブローカ失語，ウェルニッケ失語，伝導失語を復唱不良な失語として一括し，それらの責任病巣がシルヴィウス裂の周囲に存在することから，傍シルヴィウス裂失語症候群(perisylvian aphasic syndrome)(**図4**)と呼んでいるが，その病態生理学的メカニズムには立ち入っていない。

　ブローカ失語，ウェルニッケ失語，伝導失語にみられる音韻性錯語が共

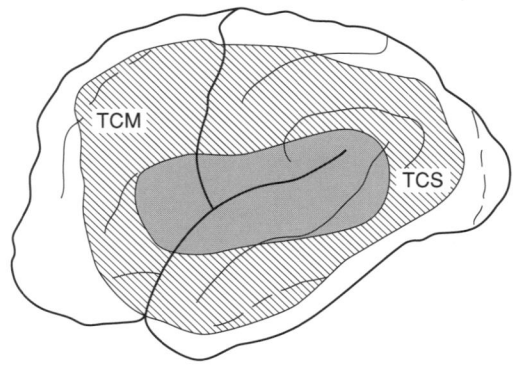

図4 シルヴィウス裂周囲の言語領域(中央の濃い部分)が障害されると,ブローカ失語,伝導失語,ウェルニッケ失語などの復唱が不良な失語型が生じる(傍シルヴィウス裂失語症候群)。それよりも外側の病巣(ドーナツ状の斜線部)では復唱の良好な超皮質性失語が生じる。前方損傷では超皮質性運動失語(TCM)が,後方損傷では超皮質性感覚失語(TCS)がみられる(Benson, 1979より引用)。

通の病態生理学的メカニズムによって生じているという直接的な証明はいまだなされていない。しかし,それを否定する証拠もなく,筆者はいまのところ3種の失語型に共通の症状であると考えている。これを式で示すと以下のようになる。

　　伝導失語＝音韻性錯語＋言語性短期記憶の低下
　　ブローカ失語＝伝導失語＋その他の症状(非流暢性など)
　　ウェルニッケ失語＝伝導失語＋その他の症状(聴理解障害など)

つまり,伝導失語はそれ自体独立した失語型ではあるが,その症状はブローカ失語やウェルニッケ失語にも含まれていると思われる(注5)。

D. 言語の下位システム

言語の下位システムの解剖学的基盤をシェーマ(図5〜11)で示す。これ

は，失語古典分類を基盤にして，それを現代の視点から解体し，さらに再構築する過程で得られた知見にもとづいているおり，著者の個人的見解も含まれている．今後の研究によって，さらにこれらの言語機能そのものが細分化される可能性もあり，逆に現在は異なる言語機能と思われているものが共通の解剖・生理学的基盤によって遂行されていることが明らかになる可能性もある．

以下の記述は特に断りのない限りすべて左半球側を意味する．

1) 発話の実現（図5）

滑らかな発話が実現されるためには，中心前回の下部が特に重要であると思われる．これは，ブローカ失語，純粋語啞，ブローカ領域の限局病巣による失語の3者の症状と病巣の研究から結論される．

2) 音韻の組み合わせと配列（図6）

頭頂葉の縁上回から上側頭回にかけての部位が音韻の組み合わせと配列に特に重要な役割を果たしている．この部位の損傷は，音韻性錯語と言語性短期記憶の低下を生じ，伝導失語として知られている（注6）．

3) 文法理解（図7）

従来からよく知られるように，ブローカ領域が文法理解（統語理解）に大

注5：伝導失語の中核症状は言い直しを伴う音韻性錯語であり，音の誤りはめがね→ねがめ（megane→negame）のように子音の誤りが主体で，この症状は縁上回を中心とする病巣で生じる．病巣がある程度の拡がりを持って後方の側頭葉に及んでいる場合は言い直しは乏しくなり（自分の言い誤りに気付かない），音の誤りもテブクロ→テビクレ（tebukuro→tebikure）のように母音の誤りも多くなり，目標語からはかなり離れた印象が強くなり，新造語や語性錯語もしばしばみられる．こうなると，むしろウェルニッケ失語の要素が強くなる．なお，中心前回の病巣で生じるアナルトリーは注1で指摘したように，音そのものが歪み，五十音あるいはアルファベットで表記すること自体が困難である．中心前回から中心溝を越えて中心後回，縁上回へと病巣が及ぶと失語型はブローカ失語であるが，伝導失語の要素も伴い，音韻性錯語もみられる．縁上回を中心に，病巣が前方の場合は子音，後方の場合は母音の誤りが多くなる傾向がある．
注6：中心後回の限局性病巣でも音韻性錯語が生じる．

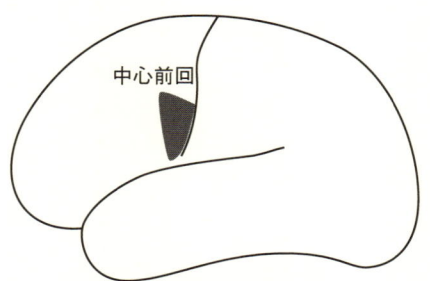

図5　発話を実現する脳領域

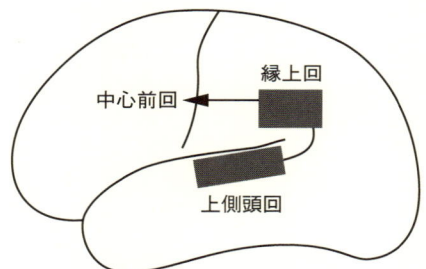

図6　音韻を選択・配列する脳領域

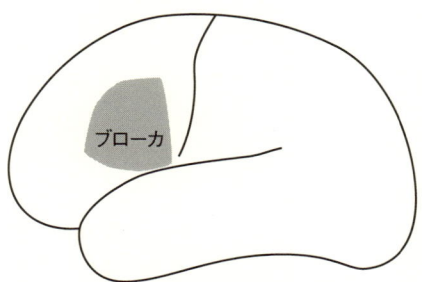

図7　文法的理解に重要な脳領域

切な役割を果たしている。後方領域がどの程度関与するかは方法論的に検討しにくいが，語義失語のデータなどからは，側頭葉は文法理解にあまり関係していないようである。

D. 言語の下位システム　21

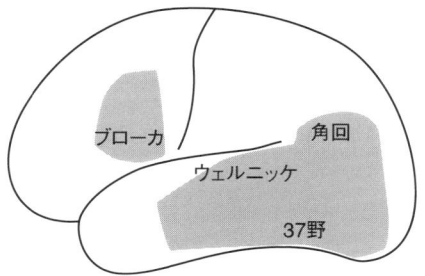

図8　喚語（語想起）に関与する脳領域

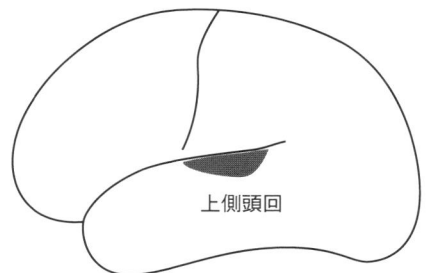

図9　語音の認知に関与する脳領域

4）喚語（図8）

喚語（語発見，語想起）には，前頭葉ブローカ領域と後方領域（側頭葉，頭頂葉）の両方が深く関与している。

5）語音の認知（図9）

上側頭回が重要である。この部位の左一側あるいは両側の損傷で純粋語聾が生じる。

6）単語の聴覚的理解（図10）

単語の聴覚的理解（語義理解）には側頭葉が特に重要である。ただし最近，前頭葉損傷によって，超皮質性感覚失語と臨床的に区別できない失語

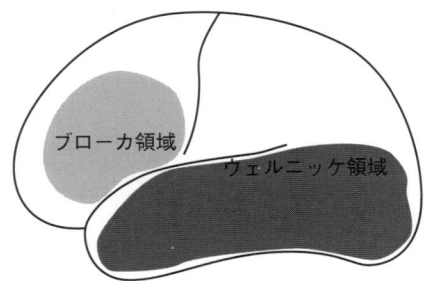

図10　単語の聴覚的理解に関与する脳領域

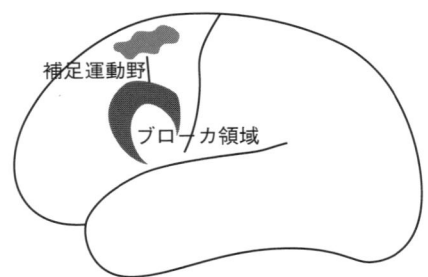

図11　発話の自発性に関与する脳領域

が生じるとの報告がみられる。従って，前頭葉も何らかの形で無視できない機能を果たしていると思われる。両者の病態生理学的相違点についても新しい知見が得られつつある。

7）発話の自発性（図11）

　発話の自発性には，前頭葉内側から外側面のブローカ領域周囲に至る機能システムが重要である。同一カテゴリーの単語を列挙したり，ある音で始まる単語を列挙したりする，語の流暢性（word fluency）という機能も密接に関連する。この部位の損傷は超皮質性運動失語を生じる。

第3章
脳血管障害からみた失語症

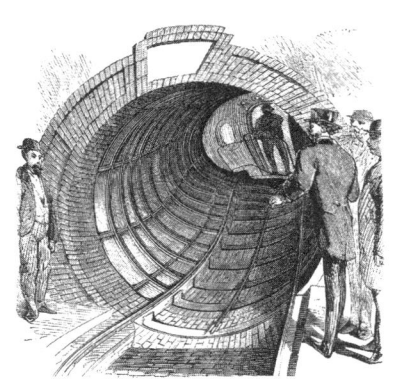

A. 脳血管障害と失語分類の古くて深い関係

Broca(1861)の報告以来今日に至るまで，脳血管障害は失語の症状と病巣を知るための主たる研究対象であった．また臨床の現場で失語に苦しむ患者の大多数も脳血管障害によるものである．

Wernicke-Lichtheim の図式(図12)によって代表される失語の古典分類は，1970年代以降の画像診断の発展によってその妥当性が再確認され，現在国際的に最も広く使用されている．その後さらに新たな知見も集積さ

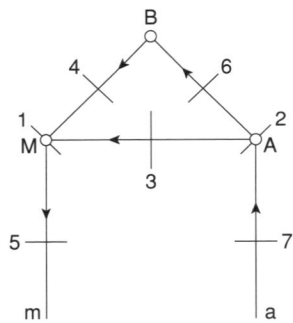

図12　Wernicke-Lichtheim の失語図式

　各失語型の病巣部位とその基本的失語症状を明快に説明する図式である．M は運動性言語中枢(ブローカ中枢)を，A は感覚性言語中枢(ウェルニッケ中枢)を示し，B は架空の概念中枢を表す．
　　a→A→B：聴覚性言語理解の経路
　　B→M→m：口頭言語表出の経路
　　a→A→M→m：復唱の経路
　　病巣1：皮質性運動失語(ブローカ失語)
　　病巣2：皮質性感覚失語(ウェルニッケ失語)
　　病巣3：伝導失語
　　病巣4：超皮質性運動失語
　　病巣5：皮質下性運動失語(純粋語啞)
　　病巣6：超皮質性感覚失語
　　病巣7：皮質下性感覚失語(純粋語聾)

れつつあり，左大脳半球，特にその外側面に関しては，個々の皮質枝の閉塞による言語症状が詳細に記載され，病巣の同定に役立っている。言語症状のみから，左半球のどの動脈が閉塞しているかを，かなりの確率で当てることができる。

ここでは，個々の脳血管の閉塞がどのような言語症状を生ずるかについて解説する。さらに被殻や視床の出血による失語症状ついても簡単に触れる。煩雑を避けるために左，右を記載しないが，以下の記述は，すべて左半球側を意味する。動脈の命名は安村(1992)に従った(図13)。

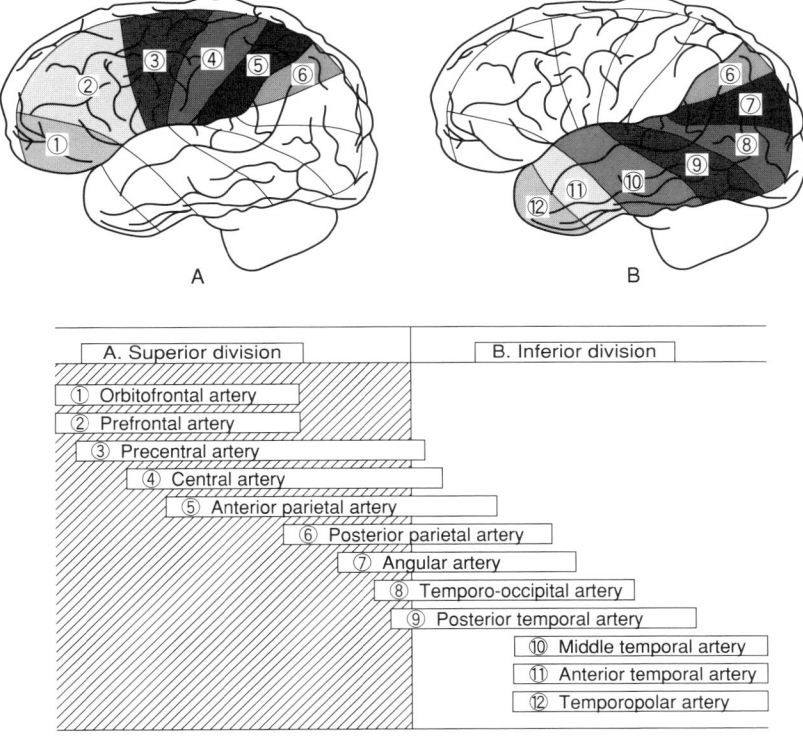

図13 中大脳動脈皮質枝の灌流域，安村(1992)より引用

B. 脳動脈閉塞による言語症候群

1) 前大脳動脈領域

　前大脳動脈領域，あるいは前大脳動脈と中大脳動脈境界領域の梗塞によって，超皮質性運動失語がみられる．補足運動野がその責任病巣とみられている．この失語型の最大の特徴は，言語自発性の低下と良好な復唱との対比にある．つまり，ほとんど自分からは話そうとしないで黙っているようにみえるが，復唱はかなりできることに気づけば直ちに診断の糸口がつかめる．語の列挙(word fluency)も著しく低下する(例：動物名の列挙などで，1分間で，0～2個くらいしか挙げられない)．

　超皮質性運動失語は，形式的には非流暢性失語のグループに含められるが，ブローカ失語，純粋語唖などで観察される非流暢性(アナルトリー)とは質的にまったく異なることに注意する．しゃべろうとしないのが超皮質性運動失語であり，しゃべろうと必死に努力しているが滑らかにしゃべられないのが非流暢性(アナルトリー)である．

2) 中大脳動脈領域

　前頭前動脈(prefrontal artery)ならびに中心前動脈(precentral artery)領域の梗塞によって，超皮質性感覚失語と区別できない失語像を呈する症例が報告されている．解剖学的には，ブローカ領域を含み，さらにその前上方に進展する病巣である．後方領域損傷による古典的な超皮質性感覚失語との関係が問題となっている．

　中心前動脈領域の梗塞によってブローカ領域がほぼ限局的に損傷されると，単語の聴覚的理解が保たれ，喚語困難と文レベルの理解障害を主症状とする流暢性失語(ここでは仮にブローカ領域失語と呼ぶ)が観察されることがある．ただし，類似の病巣で超皮質性運動失語が生じることもある．

　中心動脈(central artery)領域の梗塞によって純粋語唖が生ずる．中心

前回下部の中でさらにどの部位が非流暢性を生じているかは明らかではない。脳梗塞例の画像の分析からは，病巣が中心溝まで到達しない場合には純粋語唖が生じにくので，ブロードマン 4 野の重要性を示唆するが，ブロードマン 44 野やブロードマン 6 野を重視する立場もあり，今後の課題である。

　ブローカ失語は，ブローカ領域失語と純粋語唖の合併とみなしうる。従って，少なくとも中心前動脈と中心動脈領域の損傷を必要とする。

　全失語はブローカ失語とウェルニッケ失語の合併と考えられており，中大脳動脈領域の広汎な梗塞（塞栓症の場合など）によって生じる。

　「片麻痺を伴わない全失語」という概念があり，中大脳動脈の前方と後方が損傷され，中間部が無傷である場合にこのようなことが起こりうる。また，全失語は，必ずしもブローカ領域とウェルニッケ領域が損傷されなくとも，中大脳動脈の superior division の梗塞でウェルニッケ領域が保たれている場合にも生じる場合がある。

　後頭頂動脈（posterior parietal artery）領域の梗塞は下頭頂小葉の損傷によって，伝導失語が生ずる。

　後頭頂動脈，角回動脈（angular artery），後側頭動脈（posterior temporal artery）領域の梗塞によってウェルニッケ失語が生ずる。

　側頭後頭動脈（temporo-occipital artery），中側頭動脈（middle temporal artery），後側頭動脈（posterior temporal artery）などの領域の梗塞によって超皮質性感覚失語が生じうるが，後大脳動脈領域や中大脳動脈と後大脳動脈境界領域の梗塞による場合が多い。

C. 皮質下構造の損傷による失語

1） 被殻

　被殻出血による失語症状は複雑であり，安易に古典分類に当てはめることはできない。筆者の経験によれば，重症例と軽症例を除いて，過半数の

症例では，発話は比較的流暢性だが構音に障害があり，喚語困難，音韻性錯語，語性錯語がみられ，さまざまな程度の聴理解障害を伴う傾向が強いようである．自発話に比較して，復唱では発話がやや明瞭になることが最大の特徴である．ただし，超皮質性失語ほどには復唱が正確ではない．被殻失語の流暢性の記載は難しく，課題や状況によって変動しやすい．

被殻出血による失語の診断はかなり難しいが，皮質領域の損傷による失語の診断に習熟すると，上記の特徴を参考にしながら，言語症状のみから被殻病巣を推定できる場合がある（おそらく50％以上の症例で正答できると思う）．

2） 視床

視床出血では，病巣が中等大の場合には，健忘失語や超皮質性感覚失語を生じることが多い．出血が大きい場合には，ひとまとめにその特徴を述べることが困難である．

D. 失語の責任病巣

ブローカ失語やウェルニッケ失語などの個々の失語型は，脳内における言語システムとは本質的な対応をしていない．脳血管分布などの解剖学的要因によって，たまたま出現しやすい言語症状の組み合わせであったために，それらの名称が有名になっただけである．限局性梗塞によってさらに要素的な言語症状が観察されることがあり，それらの知見から左半球の言語システムを脳表面に模式的に示すと図14のようになる．

古典的な失語のタイプは，臨床場面で便利な符牒ではあるが，それに縛られて失語分類に汲々とするのは本末転倒というものである．守備位置の真正面にだけ球が飛んでくるわけではない．左中間や右中間，さらにはライン際の打球もあるのが当然であり，それがむしろ自然なことである．

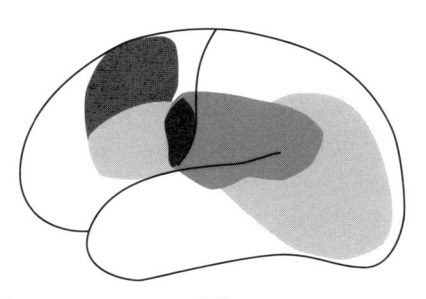

D. 失語の責任病巣　29

図14　言語の脳内機構を示す模式図．個々の言語機能が比較的純粋に障害される失語症候群としては以下の型がある．言語発動性—超皮質性運動失語，音声の実現—純粋語啞，音韻系—伝導失語，意味系—超皮質性感覚失語，ブローカ失語やウェルニッケ失語はこれらが組み合わされた複合症候群である．

凡例：言語発動性，音声の実現，音韻系，意味系（喚語，語義理解）

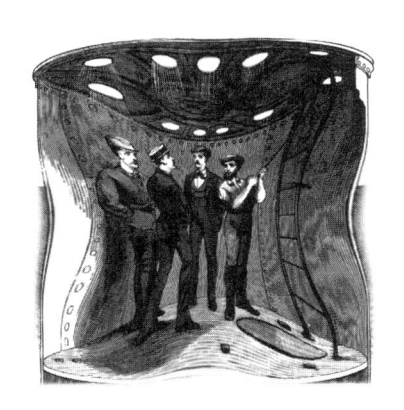

第4章
脳変性疾患による失語

失語は痴呆性疾患でみられる症状の中の1つではあるが，失語症状そのものは痴呆症状ではない。

アルツハイマー病を代表とする大脳皮質に変性が生じる疾患でみられ，パーキンソン病をはじめ大脳基底核などの皮質下構造物に変性が生じる疾患では失語はみられない。

アルツハイマー病，ピック病，レヴィー小体病では通常，体性運動感覚領域などの一次皮質は冒されない。従って麻痺はみられず，アナルトリーあるいは発語失行の責任病巣である中心前回下部は侵襲を免れ，ブローカ失語は通常はみられない。

側頭葉を中心に侵すピック病では，底面から前方部に強い萎縮がみられるが，上側頭回後方部は通常冒されず，ウェルニッケ領域は保たれる。また前頭葉を中心に冒すピック病では中心前回は通常冒されず，従ってピック病では通常復唱は障害されない。

これとは対照的に，大脳皮質基底核変性症（corticobasal degeneration）では中心回領域はしばしば侵襲され麻痺や運動の拙劣症ないし肢節運動失行に加えて，アナルトリーを伴う非流暢性失語がまれならずみられる。

なお本書の主題は失語であるのでその点については詳しく触れないが，脳変性疾患による失語の詳細並びに実際の症例の声については本シリーズ「神経心理学コレクション」の『痴呆の症候学』を参照して頂きたい。

A. アルツハイマー病でみられる失語

単語が思い出せないという，語健忘ないし語想起障害で始まり，了解障害も加わって通常は流暢性失語の病像を呈するが，まれに非流暢性失語像を示す例がある。語性，字性の錯語の他，新造語もみられる場合もあるが，本質的には超皮質性のパターンをとり，古典的にウエルニッケ失語に分類される場合でも，反響的反応がしばしばみられ，復唱能力そのものの障害は軽い場合が多い。

心理検査上，復唱が障害されているとされている場合でも，実際には復唱の指示が十分に理解できていなかったり，取り繕いで，何を検査したのか判然としない場合が多い。単一物品の指示でさえ誤りがみられる超皮質性感覚失語の状態を鮮明に呈する例は多くなく，またピック病による語義失語ないし超皮質性感覚失語例とは異なり，「エンピ」と語頭を与えると「エンピツ」と補完は可能であり，例えば「猿も木から」に続けて「降りる」といった，内容的には誤りがあっても何らかの諺の補完現象(completion phenomenon)がみられる。

　失語の周辺症状として，教科書的によく指摘されている「わたししし」というような語間代(間代性保続)がみられる場合もあるが，よくみられる症状ではない。また失語症状を有する例で，検査場面でいくつかの質問に続けて「17日」と答えるといった滞続言語(意図性保続)様の反応を示す場合があるが，ピック病とは異なり，その場限りで，語数も短い。

B. ピック病でみられる失語

　側頭葉優位型の萎縮例では，超皮質性感覚失語の範疇に入る語義失語像がよくみられ，「利き手はどちらですか」という問いに，「利き手って何ですか」と聞き返したりする。左半球に萎縮が強い場合に，より目立つ。本失語像は語の意味記憶障害としても捉えられている。症状が進行した例では，語の補完も諺の補完もみられない。

　前頭葉優位型の萎縮例，特に左半球が障害されると自発話が乏しくなり，超皮質性運動失語ないし力動性失語(dynamic aphasia)と呼ばれる病像を呈する。語健忘ないし語想起障害も生じるが，前頭葉優位型例で萎縮が左側頭葉まで及んでも(それもかなりの萎縮がみられても)側頭葉優位型例でみられるような語義失語像はみられない。

　広義のピック病を前頭側頭葉変性症と捉え，その臨床症状から前頭側頭型痴呆，意味性痴呆，進行性非流暢型失語に分ける立場があるが，これら

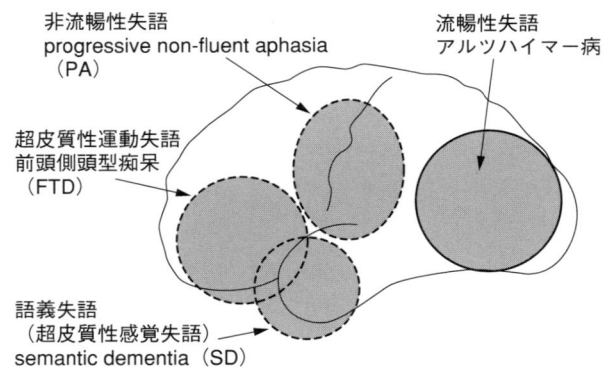

図15　前頭側頭葉変性症の3群とアルツハイマー病の病変の主座と失語型

3群とアルツハイマー病の病変の主座と失語型の対応を図15に示しておく。

　失語の周辺症状として2つの症状が挙げられる。1つは，住所を尋ねても「大正14年何月何日」と，前の生年月日に対する答えを繰り返す症状で滞続言語（stehende Redensart）と呼ばれる。この保続は何らかの刺激に対して同じ反応が出現していることから意図性保続に相当する。

　もう1つは「これから何すんの，これから何すんの，これから何すんの」というように同じ言葉が反復される反復言語（palilalia）である。この症状は同語反復とも呼ばれ，問いかけに対して同じ言葉で反応する先述の滞続言語と異なり，一旦出た言葉が繰り返されることから，保続の中では間代性保続に相当する。

　なお反復言語は皮質下の核が障害されるパーキンソン病や進行性核上性麻痺といった錐体外路系疾患，あるいは仮性球麻痺でもみられるが，ピック病でみられる反復言語とは性質が異なる。

　前者の病態では，あたかもパーキンソン病の突進現象と対応するように発語の速度は加速し，しばしば音量は低下し（palilalie aphone），他者の言語的介入があると，今度は他者の言葉を反響的にとり，繰り返し

(echopalilalia)，spasmodic，heterophonic palilalia と呼ばれる。

　一方ピック病では，一定の速度で発語され，他者の言語的介入があっても，それまで本人が繰り返していた同じ内容が反復され，atonic，homophonic，autoecholalic palilalia（ここで autoecholalic という表現が使われるのは例えば「これから何すんの」という自分が言った言葉が繰り返されるため）と呼ばれる。

C. 変性疾患で稀れにみられる失語

　本章の最初に指摘したように変性疾患の通常型では，構音の障害であるアナルトリーを伴う非流暢性の失語像はみられない。ところが，稀れにアルツハイマー病性変性，あるいはピック病性変性が中心前回をも冒し，非流暢性失語がみられる場合がある。

　この中心溝近傍ないしシルヴィウス裂後枝周囲に変性がある程度の期間留まり，失語症状以外に他の認知障害や前頭葉症状が目立たない場合が，痴呆を伴わない緩徐進行性失語(slowly progressive aphasia without dementia)であり，最近では原発性進行性失語(primary progressive aphasia)とよばれる病態に相当する。

　この病態は大脳皮質基底核変性症でもみられ，その病理学的基盤は多様であるが，レヴィー小体病病変では報告されていない。なお原発性進行性失語自体の失語像は非流暢に限定されているわけではない。従って，例えば変性が選択的に左側頭葉を冒す場合には，流暢性の失語像でこの病態に相当する症例となる。

　変性疾患による失語症についてもう1つ指摘しておきたいのは，SPECT や PET などの機能画像による病巣の部位，拡がりに臨床的評価がバイアスを受けている場合が少なくないという点である。アルツハイマー病で語義失語像あるいは意味性痴呆がみられたという報告があるが，記銘力障害，視空間性障害等を呈し，臨床的にアルツハイマー病と診断され

る症例で，いくら左側頭葉前方部にまで機能低下部位が及んで超皮質性感覚失語像を呈したとしても，ピック病によるような鮮明な語義失語像はみられない。

第5章

失語の診断学
―診察方法と症状の解釈

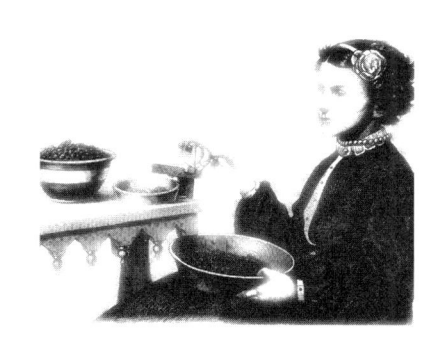

A. 自発話

1) 検査方法

　自然な形で自発話を観察するには，病歴を聴き出せばよい。重症の失語患者に対しては，氏名，住所，職業，生年月日などを問うことによって自発話を引き出す。標準失語症検査(SLTA)の連続漫画絵やWAB失語症検査(Western Aphasia Battery)の情景画なども自発話を引き出すための刺激である。

2) 観察し記載すべき症状

　まず自発話の情報量を評価する。自発話が形式面でいかに豊富であっても，情報量に乏しい場合がある。それに対して，発話量が少なくても情報量が正常に近い場合もある。

　次に自発話を形式面から評価する。まず，自発話が流暢性か非流暢性かを判定する。これには構音の障害も含む。また，錯語，新造語，喚語困難，保続，失文法などがあるかどうかをみる。

流暢性(fluency)

　流暢性と非流暢性を明快かつ簡単に定義することはいまだに困難である。とりあえずここでは，患者の話し方が形式面で発病前と同じ程度に滑らかな場合を流暢性と呼び，その流暢性が失われた場合を非流暢性とする。

　Benson(1967)によれば，流暢性を規定する因子は，一息で言える語数(phrase length)，韻律(prosody)，会話の速度(1分間の語数)，努力性，休止，構音などであり，それらを組み合わせて流暢性と非流暢性を評価する。非流暢性失語の代表であるブローカ失語では，患者は苦しみながら(努力性)，トツトツと少しずつしか話せないが，話す内容は情報を運ぶ重要な単語であることが多い。流暢性失語の代表であるウェルニッケ失語で

は，患者はスラスラとよどみなく話し，しばしば多弁でさえあるが，決まりきった表現の繰り返しが多く，内容が誤っていたり，情報量に乏しく内容が空虚な場合が多い。喚語障害や音韻性錯語のために発話がとぎれることがあっても，発話が全体として流暢性であれば，流暢性失語とみなす。

構音の障害（アナルトリー：anarthria）

個々の語音が正しく発音されず歪んでしまい，現象としては**構音障害**（dysarthria）と類似しているが，構音障害とは異なり，構音の誤りに一貫性が乏しく，その都度異なる反応を示すという特徴がある。なお，構音障害は(特に麻痺性)しばしば失語症に合併してみられるが，その有無は本質的には失語型の診断とは無関係である。

錯語（paraphasia）

言い誤りのことであり，語性錯語と音韻性錯語(字性錯語)がある。

語性錯語とは，言いたい単語が別の単語に置きかえられてしまうことである(例：とけい→めがね)。何らかの意味的関連を有する単語によって置きかえられる場合(意味性錯語)もあるが，一見してなんの関連もない語性錯語もある。

音韻性錯語とは，単語の一部分が他の音節によって置きかえられることである(とけい→とでい)。音節性錯語，音素性錯語とも呼ばれる。伝導失語では音韻性錯語が主症状であるが，ブローカ失語やウェルニッケ失語でも音韻性錯語が認められる(第2章並びに注6参照)。

新造語（neologism）

意味作用をもたない無意味音節群からなる単語様の言葉である。

(例)「つねさきがですね，つねさきって言うのも変ですけれどね」。

ジャルゴン（jargon）

錯語が高度となり，発話全体が意味不明となったものをジャルゴン(jargon) と呼ぶ。ジャルゴンは，未分化ジャルゴン（個々の語音も十分には弁別できず，未分化な音の連続として聞こえる発話），新造語ジャルゴン（新造語が多発して，意味理解が困難な発話），意味性ジャルゴン（個々の単語は実在するが，文章全体として意味をなさない発話）などに

分類される。

喚語障害(word-finding difficulty)

喚語困難あるいは失名詞，失名辞などとも呼ばれる。ブローカ失語，ウェルニッケ失語など多くの失語型に共通して出現する極めて重要な症状である。英語で「語発見の障害 word-finding difficulty」と呼ばれるごとく，言いたい単語，意図した単語を発見できず，その言葉が口をついて出てこない状態である。

喚語障害は主として名詞に見られるが，動詞や形容詞などにみられることもある。意図した単語を言えず，その単語を文章で説明することがあり，迂言(periphrase)と呼ばれる。語頭音ヒントなどによって正しく喚語できることもある。

コラム2

保続の3分類

失語症ではしばしば保続がみられるので，簡単に解説しておく。保続という現象をLiepmannは次の3型に分けている。

①**緊張性保続**(tonic perseveration)：ある反応がそのまま持続する。

②**間代性保続**(clonic perseveration)：ある反応が引き続き繰り返して生じる。

③**意図性保続**(intentional perseveration)：新しい反応を起こそうと意図すると，以前の反応ないし表象が生じてしまう。緊張性保続とは把握反射などの現象に相当し，保続と言えば通常は後2者をさす。

間代性保続の例としては，例えば「イヌ，イヌ，イヌ，イヌ…」というように同じ言葉を繰り返す同語反復ないし反復言語(palilalia)，あるい「わたししし」のような語間代が挙げられる。

意図性保続の例としては，猫を正しくネコと呼称するが，続いて犬をみせると，これもネコと呼称するような，よくみられる現象から，ピック病でみられる，何を訊いても最初に答えた自分の生年月日を言うといった滞続言語と呼ばれる症状が挙げられる。

保続（perserveration）

場面や状況，刺激が変っても，前と同じ反応を繰り返す現象である。保続は脳損傷者の行動全般に現れる非特異的症状であるが，特に失語患者には言語性保続が高頻度にみられる。保続が正しい反応を阻害し，失語患者の言語活動を著しく阻害しているようにみえる場合がある（**コラム2参照**）。

失文法（agrammatism）

発話において文法操作が困難となる状態であり，助詞や助動詞の障害が特に顕著となり，その結果，電文体（例：今日，天気，よい）となる。発話面だけでなく，文法理解障害も含めて失文法と呼ぶ場合もあるが，両者は解離することもあり，混同を避けるため区別して記述することが望ましい。

残語（residual speech）

全失語ではほとんど発話がみられなくなるが，ごく少数の単語のみが例外的に発せられることがあり，これを残語と呼ぶ。再帰性発話とも呼ばれる。Brocaが記載したムッシュ・タンの「タン・タン」も残語である。

B. 呼称

物品あるいは物品の絵をみせて，その名前を言わせる視覚性呼称が一般的である。診察室や病室では，時計，鉛筆，ネクタイ，めがね，などの身近な物品を用いることが多い。数が少なすぎると判断を誤る可能性があるので，最低でも10項目くらいは行なうべきであろう。

単語の熟知度や頻度が低いほど呼称は難しくなる。軽度の喚語困難を検出するために低熟知度や低頻度語を調べる場合もある。

呼称障害は正答率によって判定するのが普通であるが，反応時間も重要な手がかりとなる。何秒間も考えこむような遅延反応があれば明らかに異常である。

C. 復唱

　検者が口頭で音声刺激を与え，患者にそれを模倣させる検査である．刺激には，単音，単語，文章，系列言語，無意味音列，数字列などがある．ベッドサイドでは，数個の単語と，10音節，20音節程度の文章を復唱させることが多い．復唱の障害を捉えやすい言葉として，例えば「イキジビキ」(生き字引)の復唱が挙げられる．

　復唱障害の発生機序は単一ではないと思われる．音韻性錯語の頻発による復唱障害(reproduction障害)と，言語性短期記憶障害による復唱障害(repetition障害)を区別することも提唱されている．

　復唱は，ブローカ失語や伝導失語，ウェルニッケ失語，全失語などでは共通して障害され，超皮質性失語では障害されない．超皮質性失語では，検者の言うことをそのまま復唱してしまう反響言語(echolalia)がみられることがある．

D. 聴理解

　聴理解の主な検査方法として以下に述べる4種類がある．

会話の理解

　患者が質問を誤解して応答していることが明らかであれば，聴理解障害があると判断できる．しかし，聴理解が良好でも発話に障害があれば正しく答えられないから，逆は真ならずである．

動作命令

　「左耳にさわって下さい」などと指示を出し，その動作を行ってもらう課題である．身近な物品を使って，「鉛筆で時計にさわってください」，「鉛筆と消しゴムの間に時計をおいてから，手帳をとってください」など

という複雑な課題を行うこともできる。文法的理解(統語理解)はこのようにして調べる。

指示(pointing)問題

複数の物品あるいは線画などを患者の目の前におき，検者が言う物品を指差させる課題である。ほぼ純粋に単語の理解(語義理解)を調べる検査である。

Yes-No 問題

検者が命題文を言い，その正否を「はい」や「いいえ」で言語性に，あるいは，うなずく，首をふるなどで非言語性に答える課題である。

失語における聴理解障害には，語音のレベル(語音認知)，単語のレベル(語義理解)，把持スパンのレベル(言語性短期記憶)，文章のレベル(統語理解)などが区別される。

その他，簡便な古典的な検査法として P. Marie の3枚の紙試験を紹介しておく。

Marie の3枚の紙試験：大，中，小の3枚の紙の同定(指示課題)が可能かどうかをあらかじめ確認しておき，同定可能な場合にはこの3つの紙を連続的に操作する3段階命令を行なう。

3つの紙の同定のレベル，あるいは3段階命令(例えば2段階命令として，一番大きい紙と中くらいの紙を入れ替えてくださいといった命令を加えてもよい。また3段階命令としては，一番大きい紙を検者に渡し，中くらいの紙は自分のポケットに，一番小さい紙は丸めて捨ててくださいといった内容)を行なうことにより，理解障害の程度や質を推定できる。

この命令内容には「紙」などの物品名が少なく，物品名の理解障害が課題に反映されるのを最小限にとどめることができる。本検査の成績は物品の指示課題と同様に理解障害の程度の1つの目安となる。ただし指示課題と異なり，単純な名詞を利用する反面，文で命令するため文レベルの理解障害をみるのに役立つ。語義失語と他の失語型との鑑別にも有用である。

E. 読字・書字

　読みの検査には，音読と読解がある。単語レベルと文章レベルで調べる。単語については，漢字と仮名の解離がみられることがあるので，別々に検査する必要がある。
　書字に関しては，自発書字(住所，氏名，職歴などに関する作文，情景画の説明，書称など)，書取，写字を検査する。
　読み書きに関しては，標準失語症検査(SLTA)やWAB失語症検査(Western Aphasia Battery)の該当する項目を利用するのも良い方法である。漢字と仮名の解離を証明するためには，小学生の教育漢字などを利用して定量的なデータをそろえる必要がある。
　内言語の障害である失語は書字障害に反映される。失語においてはその音声言語の障害が文字言語にも及び，音声言語にみられた障害と同様の障害を文字言語で確認することが重要となる。特に発話が得られない場合にその原因が失語であるか否かをみるのに重要である。

第6章
発語面からみた失語型診断の解説

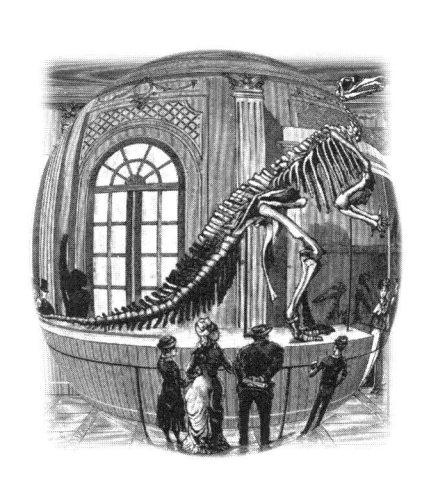

第6章　発語面からみた失語型診断の解説

　前章では，臨床的な失語症状の見方について解説したが，最近では，様々な神経心理検査法がかなり普及し，失語の領域でも，標準失語症検査（SLTA）やWAB失語症検査（Western Aphasia Battery）失語症検査日本語版といった検査法が一般的になっている。ただし，失語型の診断は本来臨床の診察場面でなされてきたものであり，またなされるものであり，検査法はこれを補うもの，あるいは客観化するもので，決して心理検査のスコアから失語型が決まるものではない。

　最初に述べたように，序で説明した「話せばわかる」の意味するところは，患者さんの発語を聞けば失語型の診断は可能である，あるいはどのあたりに病変があるかを推測することが可能である，ということである。さらに言えば，単に失語型が決まるというよりもっと大事なのは病巣の局在，拡がりを推定することができることであり，これは各症例の治療，予後を考える上でも大切である。

A. ベッドサイドでの失語型診断

　第1章の表1に示した各失語型の特徴をもう一度確認していただきたい。なお，ここでは錯語は字性錯語（トケイ→トメイ），語性錯語（トケイ→ジカン），新造語（トケイ→テメキ）に分類している。留意点は以下の諸点である。①超皮質性の失語型では構音の障害，アナルトリーはみられず，従って復唱は保たれる，②古典型にはない健忘失語は語想起障害を中心とする失語型である，③純粋型を除く失語型はいくつかの症状よりなる症候群である，④局在価値の高い症状として，中心前回下部病巣によるアナルトリー，縁上回病巣による言い直しを伴う字性錯語がみられる。

　実際の臨床場面では，診察中の患者さんとの言葉のやり取りから失語型がおおまかに決定される。図16に発語面（自発語，復唱，呼称）からみた簡便な診断法を示す。例えば，発語は（＋）→アナルトリーは（－）→錯語は（＋）→復唱は不良→字性錯語，言い直し（＋）⇒伝導失語，という具

A. ベッドサイドでの失語型診断　47

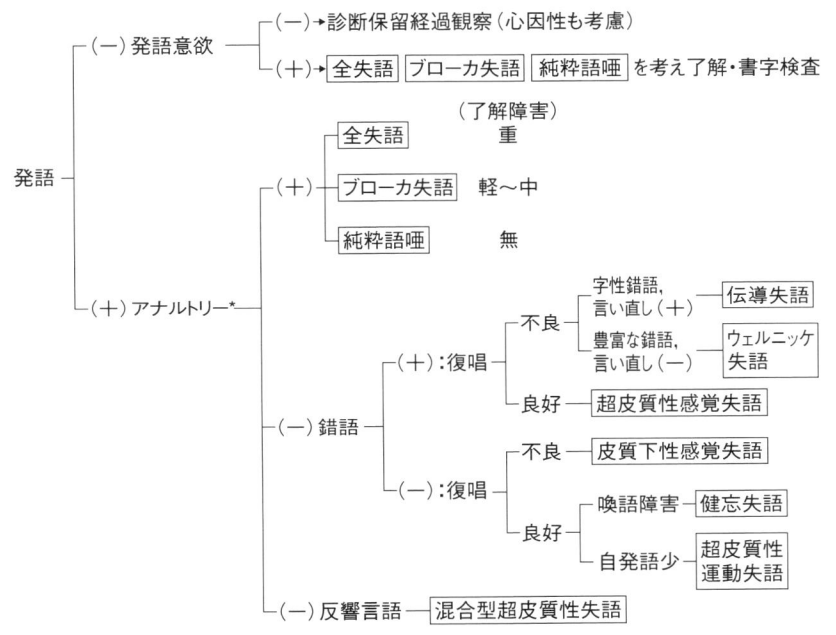

```
                                  ┌(−)→診断保留経過観察（心因性も考慮）
          ┌(−)発語意欲─────────┤
          │                      └(+)→ 全失語 ブローカ失語 純粋語唖 を考え了解・書字検査
          │
          │                              （了解障害）
          │                  ┌ 全失語      重
          │                  │
          │          ┌(+)───┤ ブローカ失語  軽〜中
          │          │      │
          │          │      └ 純粋語唖    無
発語──────┤          │
          │          │                              ┌ 字性錯語，      ┌伝導失語
          │          │                              │ 言い直し（+）───┤
          │          │                    ┌(+):復唱─┤                 │ ウェルニッケ
          └(+)アナルトリー*─┤              │         │ 豊富な錯語，    │ 失語
                     │              │         │ 言い直し（−）───┘
                     │              │         │
                     │              │         └ 良好──超皮質性感覚失語
                     │     ┌(−)錯語─┤
                     │     │        │         ┌ 不良──皮質下性感覚失語
                     │     │        │         │
                     │     │        └(−):復唱─┤         ┌ 喚語障害──健忘失語
                     │     │                  │         │
                     │     │                  └ 良好────┤         ┌ 超皮質性
                     │     │                            └ 自発語少─┤ 運動失語
                     │     │
                     └(−)反響言語── 混合型超皮質性失語
```

図 16　発語面からみた失語型診断（チャート）

* 構音障害（dysarthria）とは異なり，構音の障害（アナルトリー）に一貫性がみられず（例えば自動的言語と意図的言語の解離），発語に努力を要し，特に発語の開始が困難で，構音の歪みがみられる。

合である（**コラム 3 参照**）。

　CD-ROM には，13 症例の発話を示すので，個々の患者さんと検者とのやりとりをよく聞き，まずは自分で失語型を考えていただきたい。その上で，本文に示した症状の解説と留意点を参考にしながら，図 16 に示した発語面からみた失語型診断の実際をチャート形式で実践していただきたい。ポイントをチャート解説として示しておく。

　なお最初の 7 例は田邉，あとの 6 例は相馬の症例であり，〈 〉内の言葉は検者の発話，括弧なしの部分は患者さんの発話である。

> **コラム 3**
>
> **非定型例**
>
> 　失語像を構成する要素を押さえることが大事で，その要素を基にこのチャートですぐに失語型が決まり，表 1(7 頁)の失語型の特徴と合致する場合が多いが，時にはこのチャートで決まった失語型と表 1 に示した失語型の特徴が合致しない場合もある。例えば，アナルトリーがみられるが強くはなく，むしろ錯語が顕著で了解障害も明らかな場合は，このチャートでいくと全失語に導かれるが，表 1 に示した全失語の特徴とうまく合致しない。
>
> 　この場合にはウェルニッケ失語にアナルトリーが加わっている，と考える方が妥当であり，実際にそのような症例でウェルニッケ領域を含むかなり広い後方の病変に加えて，中心前回下部にも小病巣がみられた多発性梗塞例を経験したことがある。さらにアナルトリーがみられるが，錯語も著明で，発語の訂正傾向もみられるが復唱は比較的良好で補完現象もみられ，了解障害は顕著といった，なんとも難解な多要素性失語とでもいうべき失語像を経験したこともある。いずれにしろ，無理にどれかの失語型に押し込めるのではなく，はじめにも述べたように失語像を形作っている要素を押さえることが大切である。

B. 失語型診断の実践

症例 1

自由会話

音声 ①

〈お名前は何とおっしゃいますか？　名前？〉
なんなーのどっちよ。
〈そう○○さんでした，○○さん？〉
あーどっちをあけたっということですか。

〈○○（苗字）何とおっしゃいますか〉

　そりゃー昔はどこ，ーーいまげずですね，これは何ですね。あれ9月のナンボでね。ーーちょうど道路が駄目な時にその一，ね，個人のもうからだの状態から駄目になったわけなんです。からだのじょうたいの，そりゃあもう全然，このきうの，土地がね。じゅんびにかわないし，高槻の，この一かわりが全然だめなんです。いわゆるその土地にね。我々にはわからんですけれども，わたしのーーー（そのまま1人で数分喋る）。

　本例の発語には，構音運動に要する努力，構音開始の渋滞，構音された音の歪みなどは認められず，そのため発話内容は，誤りも含めてほとんど仮名表記できた。発話意欲は十分で，むしろ通常より多弁であるが，韻律（プロソディ）に障害はなく，関西弁であることが聞き手にもすぐに了解された。使用する単語は貧弱で，錯語や新造語が認められる。文としての助詞の使い方は判断可能な部分では正確で，文章の終りに「ーです」などと切れ目も認められ，体裁は一応整っていたが，質問の内容に対し，的確な応答が得られず，何か質問とは違うことを情感を込めて説明しているようだが，文の内容もまた文章全体としての意味も不明であった。この空虚な発話様式はジャルゴン（jargon）と呼ばれる。

喚語障害（語健忘）

　会話中に言いたい語が思い出せなかったり，検査場面で眼前の物品名が思い出せない。その際，症例自身の語探索の努力，あるいは文脈のなかで欠落する語を補填するように錯語が認められる。錯語には目標語をいわんとしているものの音の置換が生じる字性（音韻性ないし音節性）錯語，単語そのものが意味の異なる他の語に置換される語性（意味性）錯語があり，またこの両者にあてはまらず，音でも意味でも既存の語として類推できない新造語（neologism）がある。

　喚語障害がある場合，「あれ」，「それ」といった代名詞が多く出現したり，表現が回りくどくなったりする（迂回反応）。この喚語障害は標的となる単語の語頭音をヒントに与えると，その後を続けることによって改善も

しくは正答する場合があり，この場合の改善は語頭音効果と呼ばれている。また本人から言葉が思い出せないという自覚ないし内省が聴取できれば喚語障害の存在はより確実である。どの失語型でも喚語障害はほぼ必発の症状で，喚語障害を確認することは，失語診断にあたって欠かせない作業である。

命名

音声 ②

〈（はさみを指して）これは？〉

てら（語性錯語？），いわいわんやろし。

〈「は」..〉

りゃ，

〈「は」〉

いやーそういう品をだしてはようなかなかかえないですね。自分では，

〈はさ,〉

はにをだしてーーー

〈は,〉

ーーー

〈はさみ〉

ーーー

〈ぴんときませんか？〉

駄目ですね。はあ。

復唱

音声 ③

〈いえ〉

はっ，

〈いえ〉

いえ（正答）

〈さかな〉

はーいえ（保続），はつ。

〈さかな〉
さかな（正答）
〈靴下〉
靴下（正答）。
〈いきじびき〉
いちぶろっく，いちぶろっく。
〈いきじびき〉
あ，いちぶらっく。
〈つくつくぼうし〉
つくつき，つくつきなんの，つきつき，何やわからん。
〈つくつくぼうし〉
つくつくしるばー，あかんか。（課題に対する努力が伺え，自分の発話が誤っていることに気づいている）。
〈空が青い〉
ちゅうくう‥すくすぐいらい。
〈友達に手紙を出した〉
とち，とちとちのかお。じやないかな。

　命名課題では単語を思い出そうと努力している様子は認められるが，いわんとする単語が思い出せず，自由会話同様に喚語障害が認められた。一方，復唱課題は単語レベルはこの時点では比較的良好であるが，既出の単語が出現したり（保続），文レベルの復唱でも錯語が出現し復唱できなかった。病初期には単音の復唱も困難であった。

　本例ではごく短い感想的な言葉は自然に表出され，その内容から，自分の発話の誤りにある程度気づいているが（復唱の際に，成功はしないものの言い直しの傾向がみられ，本例では伝導失語的要素が出てきている），ウェルニッケ失語典型例では通常誤りに気付かない（語聾）。前章で指摘したが，本例でもみられるように復唱の障害を捉えるのに「イキジビキ」は極めて有用な課題語である。

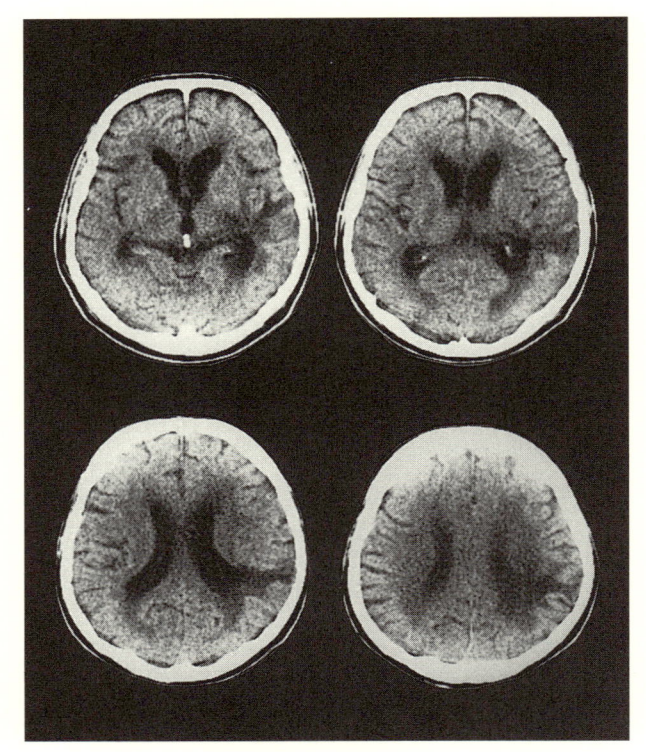

図17 症例1

チャート解説

発語は(＋)→アナルトリー(－)→錯語(＋)→復唱不良→豊富な錯語, 言い直し(－)⇒ウェルニッケ失語

病変部位を図17に示す。左上中側頭回から頭頂葉に及ぶ病変がみられる。

まとめ

ウェルニッケ失語(血管障害)

> 症例 2

自由会話
音声 ④
――
〈これ漫画ですけどね〉
漫画って何のことですか。
――//――
〈これ「掛け算」ですね〉
えっ。掛け算ってどういう意味ですか。――//――耳がとっても悪いしですね，見ていてもこれ何ていうんもんだったかというように,,読んでてもはてこれなんて読むんだったか，こういう事ばっかりになっちまって..もう本当に頭が変でしようがなくて困ってるんですよ(頭が変になった，と言ってはいるものの，楽しそうな口調で，深刻味は感じられない)。――//――あの，老人の歩く人が非常に多くなりましてね。何か体のために歩いているんじゃないですかね。しかし，今の老人たるやわたしより若い老人のくせにですね，若い時からあんまり歩いてない連中ばっかりじゃないですかね。とっても足がのろいんですね，みんな。

命名
音声 ⑤
〈えんー，えんー，えんぴー(鉛筆)〉
えんぴ，でしたか。

復唱
音声 ⑥
〈犬も歩けば棒にあたる〉
犬も歩けば棒にあたる？
〈どういう意味ですか〉
棒って何のことだろう。
棒にあたる？

棒って何のことですか．

　語義失語は，他の超皮質性感覚失語と同様に，復唱良好で，喚語障害とともに理解障害を伴う失語であるが，脳血管障害をはじめとする他の原因疾患による超皮質性感覚失語例とは異なり，理解障害が語のレベルに留まり，したがってたとえ文が複雑になっても理解障害は基本的には増強しない．変性疾患でもアルツハイマー病では報告はなく，側頭葉萎縮優位型ピック病でしばしば認められる．

　本例では，言語的にはいわんとする意図が明確で，作文としてもしっかりし，通常語義失語以外の失語例がこのように纏まりのある内容を錯語を伴わずに話せることは，喚語障害（語健忘）に特徴付けられる健忘失語を除き，ほとんど認められない．

　さらに本例では喚語障害を認め，検査場面では喚語障害に対する語頭音効果が認められなかった．同時に「漫画って何のこと」といった顕著な語の再認障害も認められ，時には「えんぴ」といった語頭音ヒントそのものを単語と誤ってしまう場合を認めた．また他の超皮質性感覚失語例では，諺を途中まで聞かせると，意味がわからずともその後をほとんど自動的に続ける補完現象が認められるが，ピック病による語義失語例では概して認められない．無論この現象は，たとえ発話が流暢でも復唱障害を有するウェルニッケ失語では認めえない．

チャート解説

　このテープからすると，発語は（＋）→アナルトリー（－）→錯語（－）→復唱良好→喚語障害⇒健忘失語，となってしまうが，表1（7頁）に示す健忘失語の了解良好という特徴と合致しない．すなわち，本例では「棒って何のこと」に表されるように了解障害が明らかである．

　これは本例が側頭葉萎縮による失語という，脳血管障害例とは異なる特殊さのためである．変性疾患により失語が生じる場合，その初期は通常健忘失語の状態である．テープ上では，錯語は認めないが，実際には語性錯語が時折認められた．従って，発語は（＋）→アナルトリー（－）→錯語

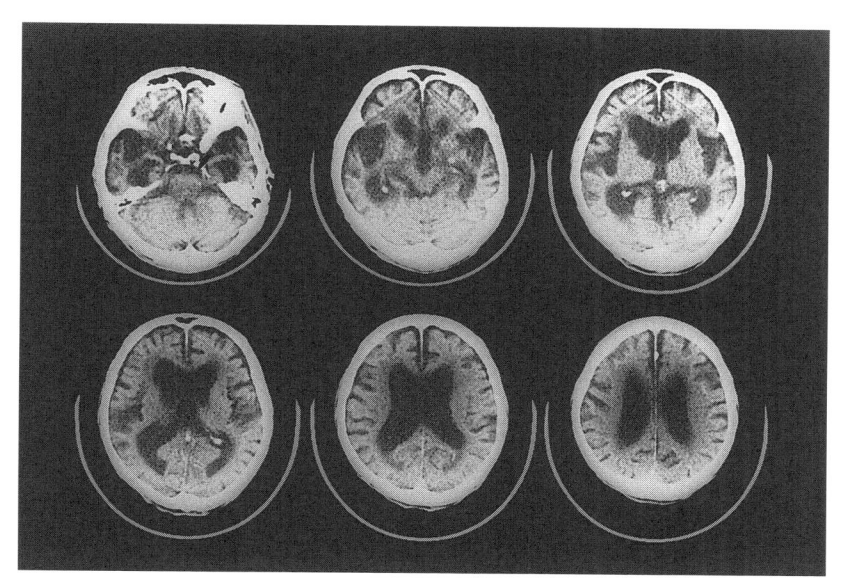

図18 症例2

(＋)→復唱良好⇒超皮質性感覚失語，となる。

病変部位を図18に示す。側頭葉前方部に左優位で顕著な萎縮がみられる。

　　まとめ

　特殊な超皮質性感覚失語(ピック症例)ないし語義失語（ピック病）

参考例A　　（音声なし）超皮質性感覚失語（血管障害）

自由会話
〈お名前は〉
○○です。
〈お年は〉
えー，70－う，うー 7 です。
〈生年月日は〉
生年月日はーー 70 ーー//ーーー

〈お子さんは何人？〉
今現在アルバイトをしておるのが..（少し自分の会話内容がまとまらない様子）
〈お子さんは何人おられますか〉
お子さんは(反響言語)..
〈ご趣味は〉
ご趣味と申しましても(反響言語)。――

　本例ではアナルトリーはなく，錯語も自由会話では目立たないものの，話はゆっくりと考えながら行なっているように観察された。会話中特に目立つのが，検者の言葉を借りて自分の発話を形作ろうとする反響的応答ないし反響言語であった。この反響言語は，超皮質性感覚失語でしばしばみられる現象である。また本失語例の錯語は主として語性錯語からなる。

命名
〈これは何ですか(眼鏡)〉
眼鏡（正答）。
〈これは何ですか(鉛筆)〉
鉛筆（正答）。
〈これは何ですか(時計)〉
す，す，えー「す」（すの後に何かを付け加えたい様子）。
〈えーっ。「と」，上のはしに「と」がつきます〉
..
〈「とけ」〉
ああ，とけい(語頭音効果)。

　時計の命名での反応は錯語とみなされる。脳血管障害をはじめとする，ピック病以外の原因疾患による超皮質性感覚失語例では，しばしば語頭音効果や補完現象がみられる。

復唱

〈櫛〉櫛（正答），〈歯ブラシ〉歯ブラシ（正答），〈つくつくぼうし〉つくつくぼうし（正答），〈すきやき〉すきやき（正答），〈空が青い〉空が青い（正答），〈友達に手紙をだした〉友達に手紙をだした（正答）。〈瑠璃も針も照らせば光る〉瑠璃も針も照らせば光る（正答）。

喚語障害がみられるが，復唱は相対的に良好。超皮質性感覚失語では，顕著な理解障害と比較的良好な復唱障害のため，自ら復唱できた言葉の意味がわからないといった事態が時に生じる。また復唱課題で患者が検査の指示を理解していない場合には復唱能力が低下しているかどうか判定できない。こうした場合には患者さんがおうむ返し的応答を用いるか（反響言語）など，その潜在的復唱能力を判断する必要が生じる。

チャート解説

発語は（＋）→アナルトリー（－）→錯語（＋）→復唱良好⇒超皮質性感覚失語，となる。

参考例 B （音声なし）超皮質性感覚失語（アルツハイマー病例）

自由会話

〈こんにちは〉

はい。今，あれだったら，子供がね。あのー，バナナをちょっとおさんこんで‥ そいでもうあーあってやっているんじゃないですかね。

〈○○さんはね，いまおいくつ？〉

そやねー，いくつにしたらええか（反響的反応）。

〈いくつかな，何歳かな〉

別になってるんでしょうなー。

〈○も○ら（名前），〉

う・○・お（正答），なんです。

〈生年月日は？〉

それはどうもはっきりしません。

〈忘れましたか？ 明治○○年，何月？〉

あれ，いくつだったかな。
〈そうですかー〉
　いつもね，普段だったら，ただいまーって帰るんですねん。そしたら，あーおじいちゃん帰ってきた，おじいちゃん帰ってきたと子供ら2人が，あのー普段なるべくなら，わかすようにしてるんですねん。だからあーおじいちゃん帰ってきた，おじいちゃん帰ってきたというんです。ーー（風呂の話をしていることが脈絡から判明した）ーー//ーー
〈ここはどこですか？　ここはどこ？〉
　そうやね。
〈ここは市役所？〉
　まあ，そうでしょうな。
〈市役所かな〉
　はあ。

　発話はかなり多弁で文の脈絡は不明確。ウェルニッケ失語に類似しているが，時に錯語を認めない纏まりのある文が出現している点は，やや血管障害例での失語と異なる印象を聞き手に与えた。ここでも一部分みられるが，反響言語は他の自由会話の部分で認められ，それにより復唱能力が比較的保たれていることは類推できたが，ウェルニッケ失語か超皮質性感覚失語かの決め手はえられず，以下の復唱課題を行ないその結果から超皮質性感覚失語とみなした。

命名
〈これは何ですか（猫）〉
　にゃんこです。
〈ちゃんといったら何というの？〉
　ちゃんはここらにおらんな（形式上，文は正しいが，理解障害を取り繕う応答とも考えられる）。
〈これは何（本）〉
　これは，どよう，これが勉強したったのか。僕も勉強してるとき。

〈ほ〉
あっとね，こんでまんね。
〈これは何ですか（鉛筆）〉
つかっているような，そんなもんじゃないかなーとおもいます。
〈え,〉
――
〈えん〉
――
〈これは何ですか（犬）〉
犬ですわな（正答）。
――//――
〈金魚〉
海のさかなけどね。

復唱

〈猫〉
猫（正答）
〈馬〉
馬（正答）
〈家〉
家（正答）
〈自動車〉
自動車（正答）
〈空が青い〉
そらだ，あおい。
〈友達に手紙を出した〉
友達に手紙を出した（正答）。
〈となりの町で火事があった〉
となりの町で火事があった（正答）。
〈雨が降り続いているので今日も散歩に行けません〉

今日も雨が降っているので，でかけるのをやめました。
〈雨が降り続いているので今日も散歩に行けません〉
今日も雨が降っているので，散歩には行けません。

錯語を認め，復唱でも意味理解を伴わず復唱しているためか，「そらだ（が），青い」といった誤りがみられている。

チャート解説
発語は（＋）→アナルトリー（－）→錯語（＋）→復唱良好⇒超皮質性感覚失語，となる。

症例3

自由会話
音声 7
〈お名前は？〉
オ・○・サ，○ゲリ・デス（発話は電文調でたどたどしく，発話そのものに努力が必要で，個々の音を1つずつ吟味しながら発話している様子がうかがえた。この発話では韻律にも障害がみられ，関西弁かどうかは判定できない状態であった。この努力性の韻律の障害を伴う発話は片仮名で，また下線の部分は音が歪み正確に表記できないため，最も近い仮名で表記し波線を付した）。
〈どうかきますか〉
チイサイ，イ，イウチ（字）ト，○サデス。
〈お年は〉
68歳デス。タイショウ8ネン7ガツ17ニチデス。
〈どこの具合が悪くなって入院したのですか〉
ア，ソノーエーット。マチノ，センセイニ，カカッテイテモ，ソ，コウイウホッサガ，ニカイモ，サンカイモ，オキテオリマスノデ，エ，シ，ヒ，コウイウオオキナトコロデ，エ，シラベテモラオウトオモッテ，オネガイシタ，ヨウナワケデス。ハイ。（言いたいことが言えて満足した様子。

また状況判断はよい)。

〈聞くのは〉

キクホウハデキマスーー。

〈言葉が喋りにくくなったのは〉

サクネンンノジュウイチガツハツカノホッサカラデス。

〈喋りにくくなって1年ですか〉

ソウデスーーソウデスー。サクネンノクレノジュウイチガツハツカハ，デンデンイワレイイエナカッタデス。(言葉が) デ，デナカッタトイウコトヲデスカ，オボエテオリマス(病識あり)。

　発話は断続的で滑らかでない。音に歪み(特に波線で示した部分)があり，患者さん自身が発話に際し努力している様子がうかがえ，努力して発語しようとするほど，音の歪みが目立つ。努力性発話の主たる要因としては構音の障害が考えられ，一般に大脳前方病変では，発話量は減少し非流暢，後方病変では基本的に流暢とされる。

　本例では喚語障害に加え，音の実現の水準で特有の音の歪みと韻律の障害を認め，本来症例固有の方言は読み取れず，いわゆる非流暢な前方病変例に該当する。本例で認められた音の歪みは，構音の障害すなわちアナルトリー(anarthria)と呼ばれ，発声・発語器官の麻痺や失調などのために生じる構音障害(dysarthria)とは区別される。

　すなわち発話音に一貫性をもって観察される構音障害と異なり，アナルトリーでは明瞭な音韻表出の間に歪んだ音が発せられたり，時には同じ音が正確に発せられることもあるのでその本質は浮動性にある。

　アナルトリーと失語型はこのように密接な関係を有するが，構音障害と失語型とは原則的に無関係である。アナルトリーが重度の場合にはほとんど発話がみられなくなるが，発話が見られない場合には発語意欲の低下によって生じるものとの鑑別が重要である。

　アナルトリーが前景にたち，他の言語症状が明らかでない場合は，純粋語啞(pure anarthria)と呼ばれる。

さて本例では，そのほか保続とともに時に歪みをほんとど伴わず音韻表記可能な字性錯語が認められ，また助詞などの使用が不十分で文として完結していない部分も認められた。先のウェルニッケ失語例と異なり，いわんとする内容自体にはまとまりがある。

復唱

音声 8

〈言うとおりに真似をして言ってください〉

あーそうですか（本例のこの発話は音の歪みや韻律の異常なく極めて自然な発話であった）。

〈家〉

イエ（正答）。

〈魚〉

サカナ（正答）。

〈靴下〉

クツ，シタ。

〈イキジビキ〉

イキ，イキジビキ。

〈ツクツクボウシ〉

コラム 4

復唱が障害される失語型

　第1章の表1(7頁)に示している失語型のうち超皮質性失語，健忘失語以外の失語型では復唱が障害される。アナルトリーを伴う全失語，ブローカ失語，純粋語啞も復唱が障害されるが，アナルトリーの程度が比較的軽い場合は，本例のように後方への侵襲が軽く伝導失語的要素が目立たない場合，音の歪みは認められるものの復唱そのものの能力は保たれる。

　アナルトリーが重度の場合は，復唱能力というよりは発語そのものが困難となる。これに対して，中心後回より後ろの病巣で生じる伝導失語では，発語自体ではなく，音を選択し並べるという復唱能力そのものが障害される。

ツクツクボウシ。
〈友達に手紙を出した〉
トモダチニテガミヲダシタ（正答）。

　復唱の際にも，もちろん音の歪みがみられ，努力性ではあるが，復唱そのものは「イキジビキ」でも可能である（**コラム４参照**）。中心前回に限局した病巣の場合には，このように自発話より，復唱の方が言いやすく，しばしば被験者と同時に発音する同時発話(sylalia)と呼ばれる症状が認められる。自発話より，復唱の方が難しい後出の伝導失語例と聞き比べていただきたい。

命名
音声 9
〈鉛筆〉
エンピツ（正答）。
〈灰皿〉
スイガライレ（正答）。
〈は..〉
ハ，ハ，アーッ。ハイラ，ハイザラ（正答）。

　ハイザラのところで分かるように，発語しようと意図的になればなるほ

コラム５

自動性-意図性の乖離

　左中心前回下部損傷によりアナルトリーが生じた場合でも，時に自動的状況下できれいな構音がみられるのは，大脳基底核-小脳系を中心とする下位の構音の手続記憶系に依拠する意図的ではない自動的な無意識的発語によると考えられる。1から10までの数唱など，意味負荷の乏しい系列言語ないし常套句のような自動言語はこの下位の系に主として拠っていると考えられ，このことを支持する機能画像研究が最近みられる。

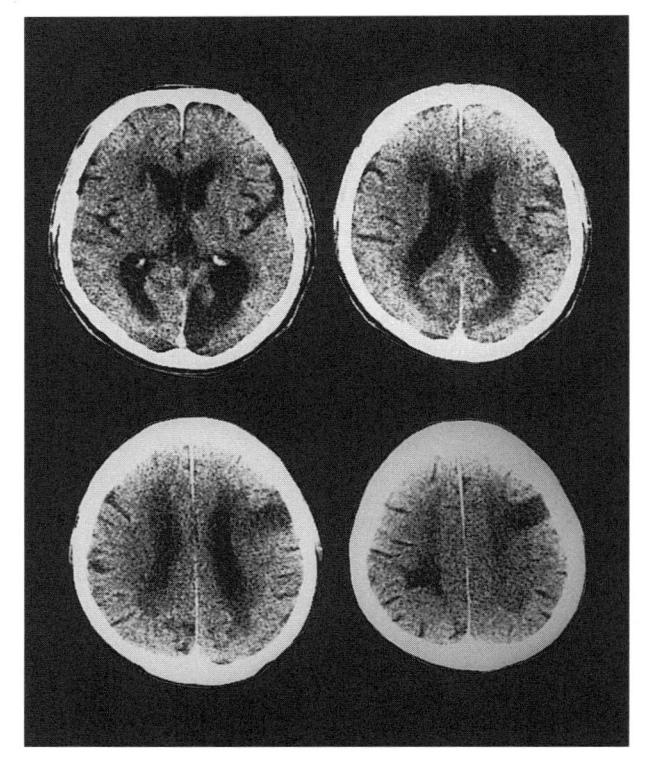

図19　症例3

ど音の歪みが目立つ。なお復唱の課題の「あーそうですか」の部分にみられるように，「マイド」のような自動言語あるいは常套句は，自然な場面では流暢に発語される（**コラム5参照**）。

　チャート解説

　発語は（＋）→アナルトリー（＋）⇒全失語 or ブローカ失語 or 純粋語啞，軽度了解障害⇒ブローカ失語と診断される。

　病変部位を図19に示す。かなり左中心前回に限局した病巣がみられる。その他，後頭葉に陳旧性の病巣がある。

まとめ
ブローカ失語（血管障害）

症例4

自由会話
音声 10
〈お子さんは何人？〉
あの4人おります（この時点で関西弁であることがわかった）。
〈お子さんの名前は言えますか〉
うんいえます，一番上のがね，えつこ，それからきいちろう。それから，それからいちばんしたのが，す，すみ，すみこ，これよしこちゃん。これだけ。
〈あの．．いまのご住所はどこ〉
いばらし，いばらち，い，ば，ら，き，
〈もう少しくわしく〉
は，る，の，は，は，はる，はる，さん，さんの11の25。——

軽い迂回反応とともに，言い直しを伴う字性錯語が認められた。単語がわかっていても，音の組立に際して正しい音が選択しづらいように観察されたが，アナルトリーは認められず，音の表記は五十音で可能。また一音ずつ区切る様子は，発話に際しての努力によるものではなく，音を確認しているようであった。

命名
音声 11
〈（眼鏡）これは何？〉
それはメーガネ（正答）。
〈（時計）これは何？〉
それはトメ，トーえーとね．．トケイ（正答）。
系列語：1から10まですらすらといえた。

復唱

音声 12

〈馬〉

むね，むー，むー，むね，むねちがうねー。

〈馬〉

うーま（正答）。

〈眼鏡〉

ね，ね，ね，ねがめ。

　患者自身が誤りに気づき，何とか正しく発音しようと努力している様子がうかがえ，言い直しを伴う字性錯語が認められた。アナルトリーの場合は自発話に比し復唱でむしろその言いにくさが軽減する傾向があるが，本例の字性錯語は単純な復唱課題でも顕著であった。

　なお系列語である1から10までは正しく淀みなく数えることができた

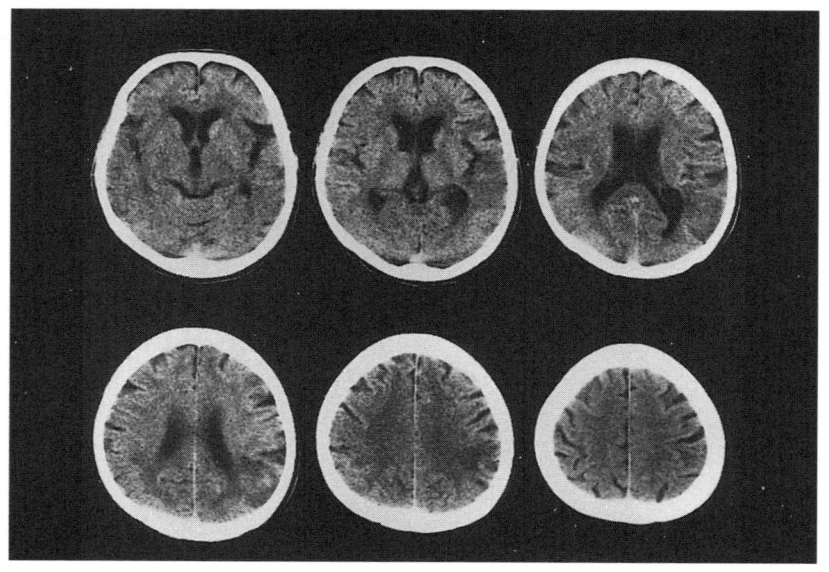

図20　症例4

が，これは系列語の語唱は自動的な要素が強く，意識的な意図的な発語をしなくてよいという側面による(**コラム5参照**)。

チャート解説

発語は（＋）→アナルトリー（－）→錯語（＋）→復唱不良→字性錯語，言い直し（＋）⇒伝導失語，と診断される。

病変部位を図20に示す。左側頭葉上後方部から縁上回に及ぶ病巣がみられる。

まとめ

伝導失語典型例（血管障害）

症例5

自由会話

音声 13

〈この病院に来るきっかけは？〉

あー，それですか，それはねー。あのー，？？？(聞き取れない)せんせいとねー，いっしょに，こっちへき，きてたわけですーーこのせんせいが，おまえなにできんでーいうてーーなにせないかんちゅーてねーー

〈あなたが一番困っていることは何〉

いまですか，いまはもう，ともかくもうー，じんぎ，じん‥えー，いちばんこまるんわ，そのー，ごん，ご？？，わすれてしまって，それがこまっとるんやねー

〈何を忘れんの〉

いや，あのーー，ごんぽ，ごーー，ごんぽじゃない，ごん，げんご，げんごがわすれて，

まず目立つのは発話全体を通してみられる麻痺性構音障害である。一部聞き取れない発語の他に，時々発語に言い淀みがみられ，波線で示したように努力性の発話で，アナルトリーのようにも思える歪んだ発語がみられる。しかし，上述のブローカ例のような一語一語が途切れた努力性の発話

とは異なり，常套句の部分だけではなく，文章レベルで流暢な発話もみられる。

「ごんぽ」(gengo→gonbo)にみられるように明らかな字性錯語がみられ，言い淀みには音の実現のレベルの障害（アナルトリー）よりも縁上回を中心とする後方病変による音の選択の障害が主に関わっていると考えられる。発話内容は実質性に乏しく，語健忘も明らかである。

復唱
音声 14

〈家〉
いえ，
〈魚〉
さかな
〈靴下〉
くつ，くつー，くつ，くつす，くつ，ーーくつした
〈イキジビキ〉
え？　いち，いちじゆう，何のことかなー？　ーー，いちにち．．いちにちのいちにちですか？
〈イキジビキ〉
ーーー

言い直しを伴う字性錯語がみられる。「イキジビキ」の復唱では，難聴あるいは語聾性の要因が疑われる。

命名
音声 15

〈(鋏) これは何？〉
それは，えーと，ちょっと待って下さい．．はさみ。
〈(手帳) これは何？〉
それは，えーと，？？？？（聞き取れない）．．
〈上にテが付きます〉

あ，て，て…てえーー..てちょう
〈(煙草) これは〉
これは，たまご，たばこ

　語想起障害も明らかで，最後の「たまご」は語性錯語よりも字性錯語が疑われる（tabako→tamago）。いずれにしろ字性錯語も目標語よりかなり離れており，これは病巣が後方にも及んでいることと対応していると考えられる（注5参照）。

チャート解説

　アナルトリーの要素が加わっているとしても取り上げるほどではないと考えると，発語は（＋）→アナルトリー（－）→錯語（＋）→復唱不良→字性錯語，言い直し（＋）⇒伝導失語，と失語型としては伝導失語になり，それに構音障害が併存している，と診断される。

　病変部位を**図21**に示す。左側頭葉上後方部から縁上回，さらに中心溝

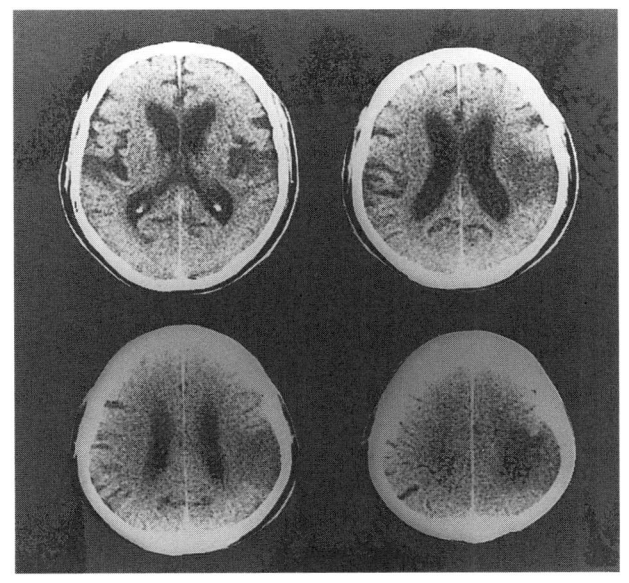

図21　症例5

領域に及ぶ(特に皮質下で)病巣がみられる。

まとめ

伝導失語，構音障害合併例(血管障害)

症例6

自由会話

音声 16

〈トイレに行く時恐いことない？〉

たよりないです(小声で)　――

〈倒れることはない？〉

それはありません。――――。そのう，なに，眼科，眼科へ行きました，行きましたらね…　このー悪いほうのこの，けがをしたほうの何よりも，こちらの方が，あのー，みー，みぎー，みえにくいです。

〈みえにくい〉

はい，これはせんせいはねー，いっしょうけんめいにーあのー，――，これにちからがいれすぎたんだろうーーーあのーこれみぎが非常に良く見えるんですーーーさっぱりわからん，わかんーーーーしかしそのー，あのー，じ，せんと，先生のおっしゃる通りに，あのーー，向こうに書いてある何が，ー，あのーなにが一つでしょう，全部言えるんです。

〈1つやから全部言える〉

――――

発話自体は流暢で語想起障害による言い淀み，並びに下線で示した聞き取りにくい部分はあるが，この部分も明らかなアナルトリーとは異なり，「せんせい」が「せんと」に置き変わったように音の選択・配列の障害によるものと考えられ，意図的に発語しようと努めているため，多少歪んでいるものと思われる。

「1つやから全部言える」は，眼科の視力検査の文字が1字だから，言い間違いないし錯語にならずに音読できる，という内容を伝えている。

命名
音声 [17]
〈(猫) これは何?〉
ねこ
〈(本)〉
ほん
〈(鉛筆)〉
う，うん，うんぴく...え，えん，えん・ぴ・つ
〈(犬)〉
いね
〈(時計)〉
とて，とてい...とけい
〈(御飯)〉
ごはん
〈(鉄橋)〉
これは，，まーやから，，まーやから，とっきょう，
〈「こ」〉
こーま
〈(山)〉
うま，えー，，みゃ，，
〈「や」〉
みゃ，，やーま

復唱
音声 [18]
〈手袋〉
とび，とび・く・ろ
〈靴下〉
くつししゃ，した
〈友達〉

と‌も・だち
〈青森〉
あおもりゆ
〈灰皿〉
はい，さい，さいし…　はい，はい，はいさ，はい・しゃら
〈すき焼き〉
すい，すいが，すきが，すきが・き
〈たけのこ〉
たけのこ

　呼称，復唱ともに言い直しを伴う字性錯語が顕著である。正解に至る場合と，訂正ができない場合もあるが，概ね修正行動により目標語に接近している。どちらかというと，中心溝に近い病巣による伝導失語の場合が目標語に近づく傾向がある。

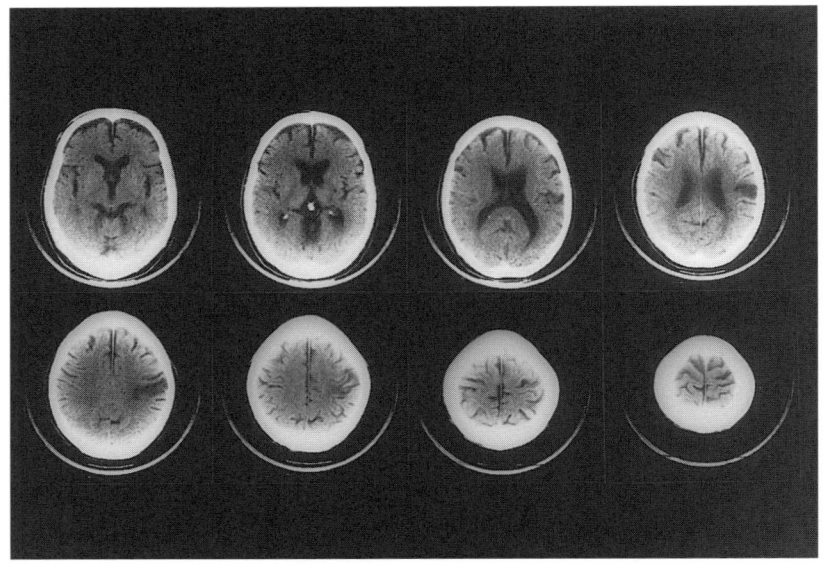

図22　症例6

チャート解説

発語は（＋）→アナルトリー（−）→錯語（＋）→復唱不良→字性錯語，言い直し（＋）⇒伝導失語，と診断される．

病変部位を図22に示す．左縁上回前部から中心後回後部に限局した病巣がみられる．言い直そうと努力し，意図性が高まった発語で，音が多少歪んで聞こえる場合は，縁上回後方から側頭葉にかけての病巣よりも，本例のような中心溝後部の病巣が疑われる．

まとめ

伝導失語，前方病巣例(血管障害)

症例 7

自由会話

音声 19

〈心臓の調子は？〉

そうですねー，いっぺんもあれから，あの，ねたことない，ないですよ，この前，ここ来るまでは，

〈それまでは寝たことあった？〉

はい，田舎ではね，もう食事もとれないし，だから，そんなんやったらもうどないするのー，てもー兄弟に怒られたけど，しゅじゅ，じゅつしてからは順調に，あのーーー，

〈寝るのはしんどいの，心不全？〉

いえそうじゃないけど，やっぱり，あのー私らは，あの大島紬のあれーやっぱりしてましたから,,だからあの，合間しんどいっていうほどでもないですけど，やっぱりすこーしずつ，仕事でしんどい時は，横になったり，遊んだりーーで向こうの先生にあのー早く，あのー早く手術しなかったら寝たきりになるよって言われたから，恐くなってーーーーー

〈気候は大阪と大分違う？〉

ーーまあ温かいですねーうちの田舎は，あのこたつもあまりいらないですーーで，なんぼういうのもないし〈何がない？〉だん..

迂遠な部分があり語想起障害が疑われ，「だんぽう」が「なんぽう」のような言い直しを伴う字性錯語がみられ，加えて下線の部分のように聞き取りにくい発語がみられるが，全体的には流暢である。なお本例は沖縄の出身である。

復唱

音声 [20]

〈時計〉

とけい

〈眼鏡〉

めがね

〈ホトトギス〉

ほととぎす

〈キリギリス〉

きり，きりぎりす

〈トロロソバ〉

ととろ，とろろ，とろろ‥ととろ，ちょっと,,ととろ,,,ととろ，とろそば，ちょっと言いにくいなー‥

〈イキジビキ〉

いきじみき，ちょっと，だめか，いきじみき，いきじみ,,いきじみき，だめ,,,なんか出てこないですねー

〈イキジビキ〉

いきじみ，じびき，出ました。

復唱でも言い直しを伴う字性錯語が明らかであり，終始目標語に近い錯語，あるいは正答であり，以上の発話より

チャート解説

発語は（＋）→アナルトリー（－）→錯語（＋）→復唱不良→字性錯語，言い直し（＋）⇒伝導失語，と診断される。そして中心溝に近い後方病巣が疑われる。

以上は脳血管障害発症，1ヵ月後の発話である。次に発症後7日目の発

話を聞いていただく。

自由会話

音声 21

〈お名前は？〉

イイトヨ，イイトヨ

〈お年は？〉

ロクジュウサンサイ

〈今一番困っていることは？〉

コマッテモ．．あのーはやく．．ハヤクビョウキナオシタインデネー，ハヤクニョーキ，ハヤク．．チョットネー（全般的に発話は努力性であるが，病気が「ニョウキ」のような音の歪みというよりは字性錯語ととれる誤りもみられる）。

〈困っていることを一言で言うと？〉

そうですねー，いま（この部分はかなり流暢）ハヤクビョウキナオシタイダケ．．．ジブンノムネ，ム．．イイトッテ，イイトヨ，ハイエマスネー（波線を付けた箇所のようにアナルトリーとみなされる音の歪みがみられる）。

復唱

音声 22

〈家〉

イエ

〈魚〉

サカナ

〈靴下〉

クツシタ

〈イキジビキ〉

イク，チョット

〈イキジビキ〉

イキジ，チョット．．（極めて努力性の発語がみられる）

〈ツクツクボーシ〉
ツクツクボーシ
〈空が青い〉
ソラ，ソガ，ソガガアロ，アオ，あおいかなー...（ここでは最初の明らかにアナルトリーととれる部分と後の字性錯語ととれる部分が混在している）
〈友達に手紙を出した〉
トモダチニ，テミャ，ケ，てがみをほっす〈友達に手紙を出した〉トモダチニテガミヲ..チョット..

命名
音声 23
〈時計〉
トケイ
〈鉛筆〉
..あのー，ウーント..エート..アンマリナニカナー..
〈(何するもの)〉，
じーかくもの，
〈(上にエが付く)〉
エンピツ（抑揚が少しおかしいか？）
〈鋏〉
サミ，ハサミ
〈メモ帳〉
カミキレ,,ハイ，アニョ..えーと，
〈(予定とか書くやつ)〉
メモトー，メノ，メモ..メモトー，チョット，
〈(メモ帳と言おうとした？)〉
はい

ここでも個々の音を1つずつ努力性に発音し歪んでしまう音素の実現の

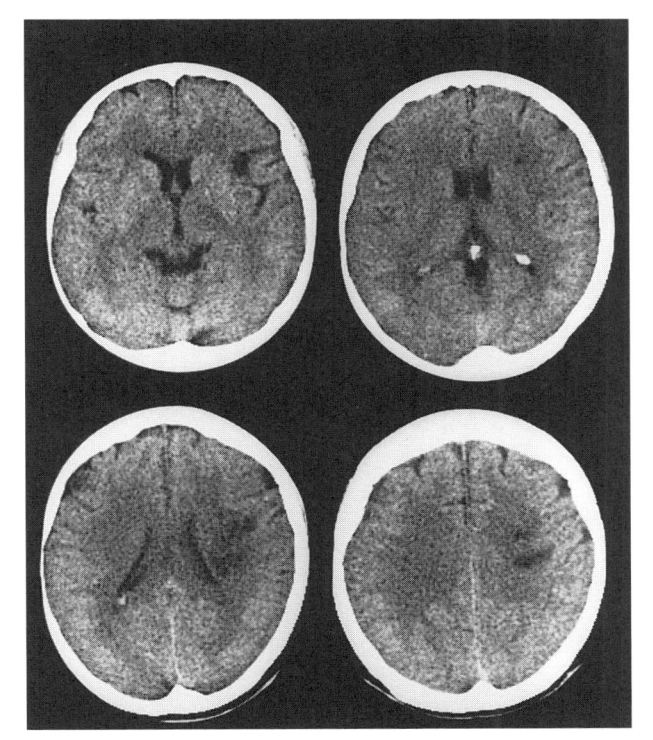

図23a 症例7

レベルの障害と,音素の選択・配列による障害が混在していると考えられる。

チャート解説

発語は(＋)→アナルトリー(＋)→全失語 or ブローカ失語 or 純粋語唖,軽度了解障害⇒ブローカ失語と診断される。

図3に大橋による失語型の変化の形を示したが,他の失語型から伝導失語に移行する場合は通常ウェルニッケ失語が挙げられる。しかし,本例ではブローカ失語から伝導失語に移行した,ということになる。

ここで,あらためて思い起こして欲しいのは失語像を構成する要素を押さえることである。本例の発症7日目の発語と症例3の発語を聞き比べて

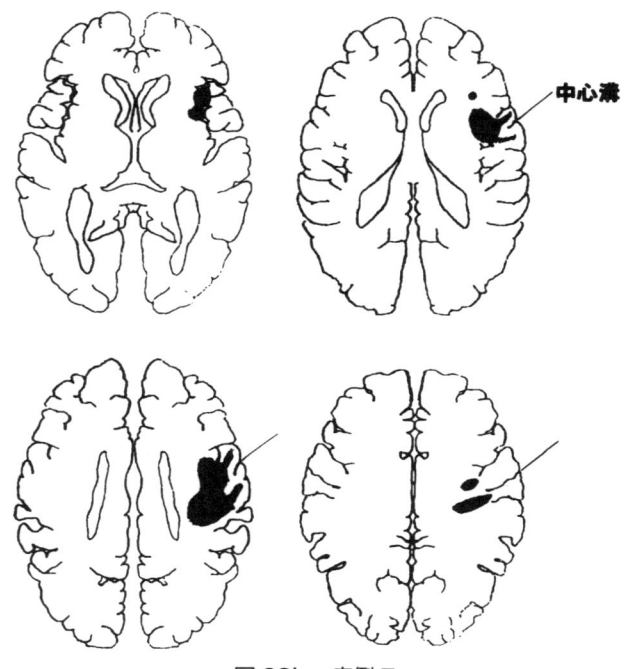

図23b　症例7

いただきたい。病巣が極めて中心前回に限局している症例3では，ほとんど明らかな字性錯語はみられず，音の歪みはみられるものの復唱自体は「イキジビキ」でも可能である。

　一方，本例では発症7日目の発話で，音の歪みがみられるのに加えて，言い直しを伴う音韻表記可能で字性錯語とみなしうる音の誤りがみられる。そして，それは復唱自体の障害を生じている。すなわち，伝導失語の要素とブローカ失語の中核症状であるアナルトリーの両者をこの時点では有している，といえる。従って，中心前回並びに中心後回から縁上回にかけての病巣が疑われる(注7)。

注7：抑揚に乏しく，努力性であるが，音の歪みに表される音声の実現のレベルだけではなく，音の選択・配列の障害も有していると思われる。すなわち，伝導失語的要素を伴っている。

そこで，実際の病巣(図 23 a，b)を見ていただきたい。左中心前回皮質下，並びに弓状束に及ぶ中心後回皮質下を中心とする病変がみられる。このことから，本例では中心前回侵襲によるアナルトリーが比較的速やかに消褪し，発症 1 ヵ月目の時点では中心溝後方の病変による伝導失語の要素である，言い直しを伴う字性錯語が前景にたったと考えられる。

まとめ
ブローカ失語から伝導失語への移行例(血管障害)

症例 8

自由会話
音声 24
〈住所はどちらでしょうか？〉
あの　はっさい　はす　さい　いっそうめ　えー　さんじゅうきゅうばんち　えー
〈よろしいですね〉
はい
〈生年月日は？〉
エートー　ニジュー　ゴデンノ　エート　エーエー　ニアツジュー　クニ　エー　クー　ニガツー　エート

復唱
音声 25
〈兄はまだ戻りません〉
まには　ああ　あにがまだ　もドディマセん。
〈魚屋は元気でした〉
あ　えーと　さかや　えーさかや　えーサカ・ナ・ヤ・は　げんき　です　えーと　げんき　です。
〈日本高校野球連盟〉
ジコン　エート　ディスィ（苦笑）エート　ディスィン　こうこう　ヤクーレンメイ

> **コラム6**
>
> **流暢性と非流暢性**
>
> 　流暢性/非流暢性という用語は，その定義に関して曖昧な点が多く，いまだ議論が続いている。ここでは，純粋語啞（純粋アナルトリー，アフェミア，純粋運動失語などもほぼ同義）の発話の特徴を非流暢性とする。単純に症状を記載する場合には，アナルトリーと呼ぶことが多い。つまり，非流暢性をアナルトリーと同じ意味で使用している。

　その他の言語症状として明らかな喚語障害を認めた。聴理解は，単語レベルではほぼ正常，文章レベルでは障害あり。書字は口頭言語とほぼ同程度に障害されていた。

解説

　患者さんは，東京育ちの30歳代の女性。商店の女将さんで，言語は明瞭，性格は活発な方であったが，心臓病に起因する脳塞栓症のため，軽度の右片麻痺と失語を生じた。発症2ヵ月後の録音である。

　自発話，復唱ともに，発話は一貫して非流暢性である（つまりアナルトリーがみられる）。すなわち，発話はとぎれとぎれで，滑らかな音の連続が乏しく，努力性もみられる。構音は不明瞭で，時には明らかな音韻性錯語（「いっちょうめ」→「いっそうめ」，「ごねん」→「ごでん」）となる。これらの特徴から，非流暢性失語と診断できる（**コラム6参照**）。非流暢性失語には，全失語，ブローカ失語，純粋語啞（純粋アナルトリー）の3つがある。まず，言語症状が比較的軽く，十分に意思疎通が可能であり，全失語は否定される。書字障害，文章の理解障害，喚語障害が明らかであるので，純粋語啞ではない。従って，ブローカ失語と診断される（注8）。

チャート解説

　発語は（＋）→アナルトリー（＋）→全失語 or ブローカ失語 or 純粋語啞
軽度了解障害⇒ブローカ失語と診断される。

注8：ただし伝導失語の要素も伴っている。

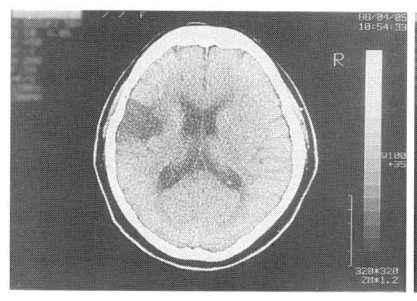

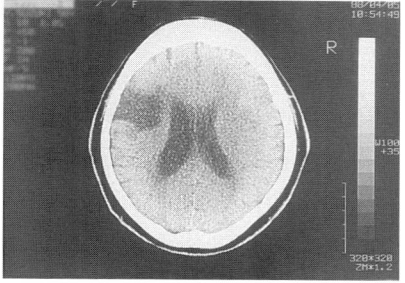

図24　症例8

画像診断（図24）では，ブローカ領域から中心前回，そして中心後回半ばに及ぶ限局性の小梗塞が認められた。

まとめ
ブローカ失語（血管障害）

症例9

自発話（WAB情景画の説明課題）
音声 26
はい
〈はい。絵の中でおこっていることをお話ししてみて下さい〉
…これ3人ともあれですね　これ　3人ともね　3人　3人とも　うー
〈どうしてますかね〉
うー　あのう　凧あげやってますね　凧あげやってます。
〈凧あげやってますね〉
はい　はい
〈それから〉
こっちのほうは　2人でもって　これやってますね…ふー　ん　2人でやってます
〈何をしているんでしょう〉
これはあれでしょうな　これは　ふーん　うーんとね　これは…うー

復唱

音声 27

〈なす〉
なす
〈バナナ〉
ばなな
〈33〉
はい　さんじゅうさん
〈雪だるま〉
はい　ゆきだるま
〈25 パーセント〉
にじゅうご　ぱーせんと
〈92 分の 1〉
きゅうじゅうにぶんのいち
〈電話が鳴っています〉
でんわがなっています。
〈さかな屋は元気でした〉
さかなやはげんきでした。

　その他の言語症状として，呼称障害が顕著に認められた。聴理解は，単語レベルではほぼ正常，文章レベルでは明らかな障害あり。書字は，口頭言語とほぼ同程度に障害されていた。

解説
　福島県喜多方に生まれ育った 60 歳代の男性。公務員を定年退職。趣味は豊富で，新聞その他に活発に投稿をしていた。心房細動がみられた。
　ある日の午後，言いたい単語がなかなか出てこない，間違った単語（錯語）を言ってしまうという症状が出現。運動麻痺なし。感覚障害なし。疲労のためと思って安静にしていた。翌朝になっても改善しないため。病院を受診した。

録音は初診日(発症翌日)になされた。喚語障害のため，発話が途切れることが多いが，発話は流暢性で，構音の障害もない。復唱は正常である。

外来での印象としては，健忘失語としては文章の理解が不良な点が符合せず，超皮質性感覚失語としては単語理解が良好な点が合わないが，いずれにしても後方領域(頭頂葉，側頭葉)の塞栓症だろうと判断し，ただちに画像診断を行ったところ前頭葉に病巣が見出された。

ブローカ領域にほぼ限局された病巣によって，ブローカ失語から純粋語唖を引き算したような言語症状が出現したと考えられる。ブローカ領域の限局的な損傷によって，喚語障害と文章理解障害が出現することがわかった(さらに書字障害なども加わるが)。

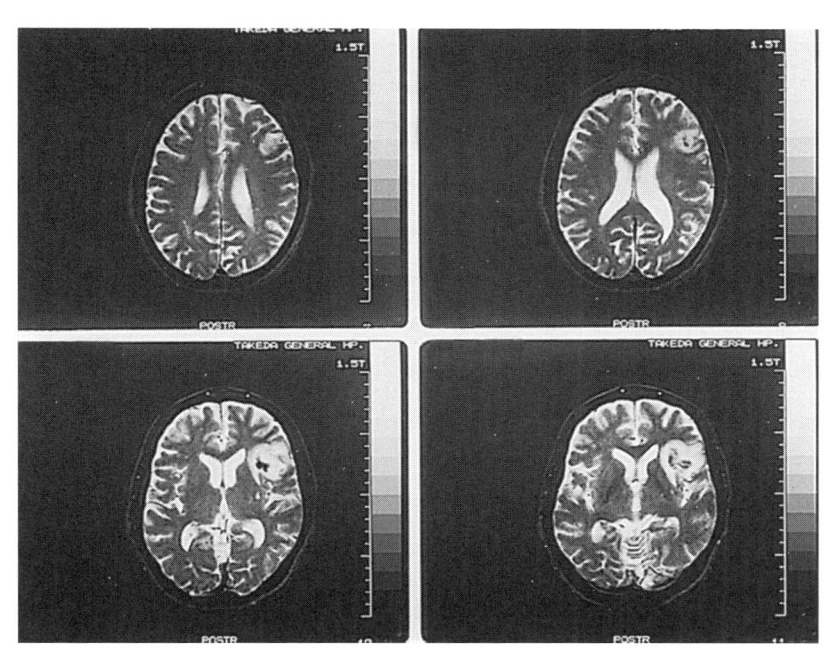

図25　症例9

チャート解説

発語は（＋）→アナルトリー（−）→錯語（＋）→復唱良好⇒超皮質性感覚失語，となる。

図 25 に病巣を示す。病巣はブローカ領域（ブロードマン 44，45 野）にみられるが，中心前回には及んでいない。

まとめ

前方病巣による超皮質性感覚失語（ブローカ領域損傷による流暢性失語）（血管障害）

症例 10

自由会話（発病 1 ヵ月後）

音声 28

〈どこが悪くて入院したのですか？〉

エー，コ，エー，ウーン，キュー，コ，ト，ト，マ，バ，ウーン，ガ（最終的に〔ことばが悪くて入院しました〕と答えている）

（発病 1 年後）：

〈どうして訓練を休んだのですか？〉

カ，カ，ラ，ダ，ノ，グ，ア，イ，ガ，ワ，ル，ク，テ，ヤ，ス，ミ，マ，シ，タ

その他の言語症状として，言語理解は正常で，書字も良好であったので，筆談で意志の疎通をはかっていた。復唱も自発話と同様に努力性で，一音一音区切り音の歪みがみられた。

解説

60 歳代の公務員。軽度の右麻痺と発話不能状態で発症。発話は一貫して非流暢性である（典型的なアナルトリーがみられる）。

発症 1 ヵ月後では，ほとんど言葉が出ない状態である。著しい発話の停滞と努力性に注目してほしい。聞いているこちらの胃がキューンと痛んでくる。しかし，数分間辛抱強く聞けば，正しい単語，正しい文章を言って

いることがわかる。当時患者さんは筆談によって意志を疎通させていた。

1年後には，かなりの改善を示しているが，相変わらず発話が非流暢性であることは明らかである。個々の語音の発音が明瞭ではなく，語音が滑らかに連結していない。抑揚にも乏しく。開発初期の合成言語のようである。しかし，単語や文章は正確である。

以上の所見より，非流暢性失語であることは明らかである。書字や聴理解（単語レベル，文章レベルとも）が正常であることから，ブローカ失語ではなく，純粋語啞と診断される。

チャート解説

発語は（＋）→アナルトリー（＋）→全失語 or ブローカ失語 or 純粋語啞
了解障害（－）⇒純粋語啞と診断される。

左中心前回にほぼ限局した病巣であった（図26）。その後も少しずつ改善したが，流暢性発話には戻っていない。

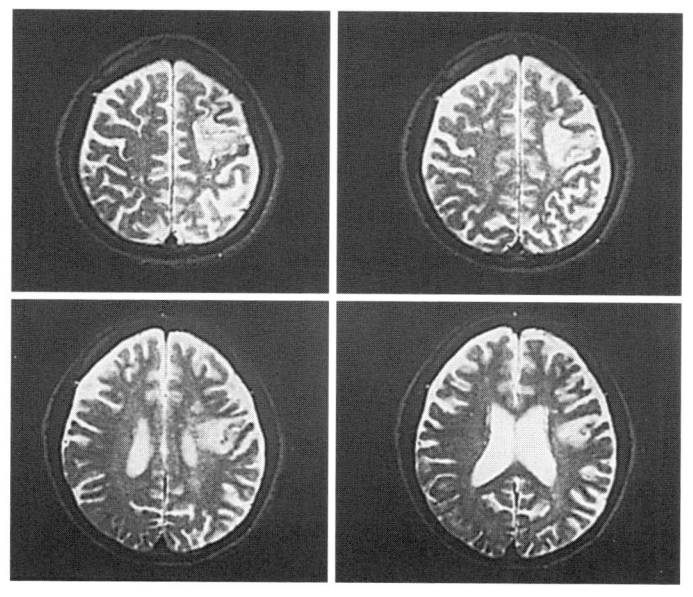

図26　症例10

まとめ

純粋語啞（血管障害）

症例11

自由会話

音声 29

〈具合はどうですか？どういう点が一番困ります？〉

詳しいことですか？

〈ええ〉

詳しい事はちょっと　よくはことが　ちょっときこえが聞きにくいことがあるんですけれども。

〈はい〉

はっきりした　この　なんて言うんでしょうかそのあのー　ちょっとこう　はっ　ちゃんとはっきりちゃんと　なんといいますか，えーちゃんと　説明しやすいっていうんでしょうか　それがやっぱりありますね　できにくいってことありますね。

〈あなたの名前を言ってください〉

は？

〈名前を言って下さい〉

は，名前ですか？

〈そうです〉

昭和3年ですな，昭和3年，はい，10…そうです

〈はいそれから？〉

昭和3年　えー　昭和3年のジュウイ昭和3年のえー　えー11月26日です。

〈そうですねそれは生年月日ですね〉

そうです

〈住所はどちらですか〉

じゅうしょですか？

〈ええそうです住所〉
住所といいますと?
〈住んでる場所です。〉
‥‥‥
呼称
音声 30
〈鉛筆〉
はいあの鉛筆じゃなくて(鉛筆でいいですよ)はい
〈時計〉
とけいですね。はい
〈眼鏡〉
はい，あ，あの　えーと　えーと　えーと　えー　とけーとけー時計ですか?（眼鏡です）あー，め…はいはいはい

　その他の言語症状として，喚語障害が顕著である。聴理解は，語音，単語，文章ともに中等度から高度に障害されている。復唱も明らかに障害されている。読み書きの障害も伴っている。
解説
　東京育ちの60歳代の男性。発話は流暢性である。つまり発病前と同様に滑らかに話している。発話量は豊富である。病的に多弁というほどではない。ジャルゴンではなく，聞いていて理解はできる。しかし，曖昧な内容であり，発話量の割には情報伝達量は少ない。
　自発話の段階で，聴理解障害の存在が示唆される。「住所といいますと?」と聞き返しており，この局面に関しては，単語の語義理解障害が明らかである。
　この段階で，まずウェルニッケ失語が示唆され，超皮質性感覚失語を除外する必要が生じる。サンプル中にはないが，復唱も強く障害されており，ウェルニッケ失語と診断される（注9）。

注9：名前や住所の箇所では反響的反応が認められ，超皮質性感覚失語的要素を伴っている。

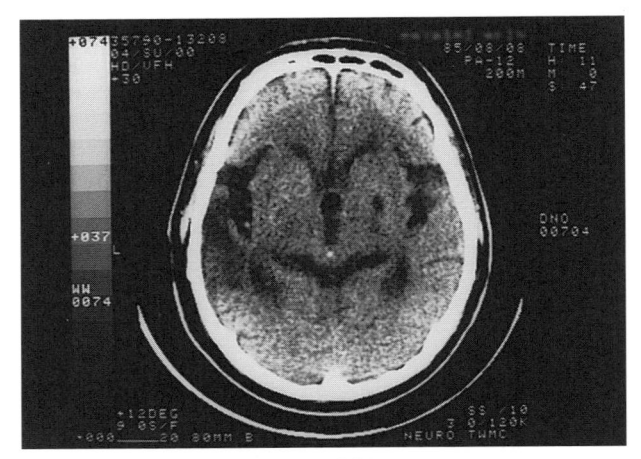

88　第6章　発語面からみた失語型診断の解説

図 27　症例 11

チャート解説

発語は（＋）→アナルトリー（－）→錯語（＋）→復唱不良→豊富な錯語，言い直し（－）⇒ウェルニッケ失語

図27に病巣を示す。ウェルニッケ領域を含む左上・中側頭回に病巣がみられた。

まとめ

超皮質性感覚失語の要素を伴ったウェルニッケ失語（血管障害）

症例12

自発話（知能検査の一場面）

音声 31

〈世界中の国の中から大統領や首相を5人挙げてください〉

えーと，なかそーね　レーガン　サッ　シャッ　サッサッター　サッチャー　それーとですねー　キムキムキムイイルイルイルカン，キムイルイル，んーなんだっ，なんてったっけねー（中曽根，レーガン，サッチャー，キムイルソン　と言おうとしている）

〈『ファウスト』を書いたのは誰ですか？〉

　ファイス　ファイスト？　あれはねーファイス　ファウスト？　は...ファウストは...シェーシェー　シェーシェーフ　えーと　シャーシャーん？　シェーファウストは　あれはシェーシェープ　シェープク　うーんと　ウーン　シェーピ　シェ　うーんシャーシャ...（シェークスピアと言おうとしている）

　その他の言語症状として，聴理解はほぼ正常である．自発話，復唱のいずれにも音韻性錯語が豊富に出現する．喚語障害はほとんど認められない．

解説

　神奈川県在住の 30 歳代の男性．心臓手術後にワーファリンを服用していたが，塞栓症を発症．発症直後は大変話しにくかったが，数日でかなり改善してきた．

　知能検査の場面では，自発話に音韻性錯語が豊富に出現し，本人もそれをよく認識しており，繰り返し言い直そうとする．この部分のみを聞くと，非流暢性失語と誤る可能性がある．しかし，時々滑らかな発話が混入している．また非流暢性失語と異なり，個々の語音は（仮にそれが音韻性錯語による誤った語音であっても）明瞭に発音されており，構音の障害はない．

　復唱でも，同様に音韻性錯語が出現し，自己修正が多かった．同じ自発話であっても，負荷のかかりにくい自由会話では，発話はより流暢性であった．

　伝導失語では，発話全般（自発話，呼称，復唱，音読）に音韻性錯語が観察され，それ以外の言語症状はほとんどない．書字には，仮名の音韻性錯書がみられる．また言語性短期記憶障害が顕著である．復唱障害が有名であるが，音韻性錯語は，自発話，復唱，呼称のいずれにも豊富に出現し，われわれの研究では，単語に限定すると，復唱課題よりも呼称課題で有意に音韻性錯語が多いことがわかった．

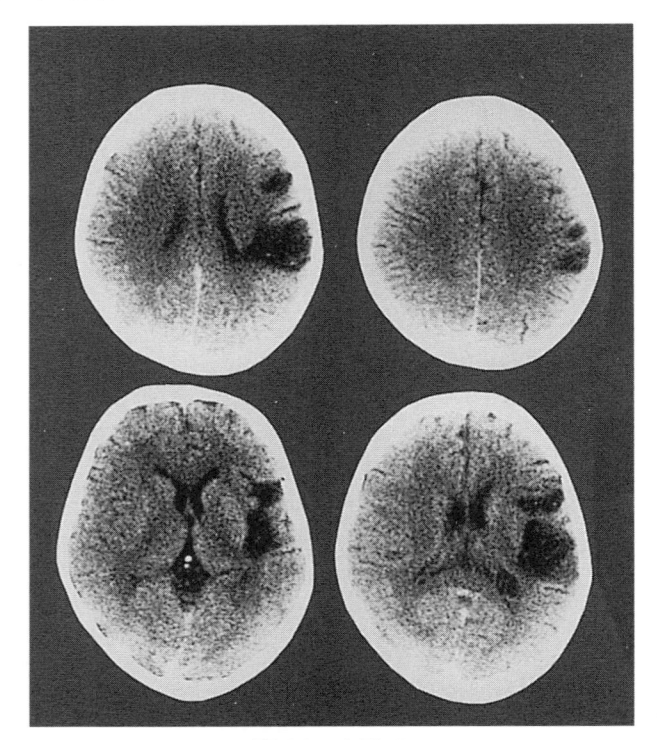

図28　症例12

チャート解説

発語は（＋）→アナルトリー（－）→錯語（＋）→復唱不良→字性錯語，言い直し（＋）⇒伝導失語，と診断される。

左頭頂葉縁上回を中心とする病巣が認められた（図28）。その他，側頭葉，前頭葉の一部にも梗塞巣がみられる。

まとめ

伝導失語（血管障害）

症例13　超皮質性運動失語

自由会話

音声 32

〈仕事は何やってましたか？）〉

えーとー　しごとは　うーん　しごとは....

〈はっきりしません？〉

ええ.......

〈今日は具合どうですか？　気分どうですか？〉

きょうは　んーと...　きょうは　んーと　まーわかりませんね

〈前にこの部屋に入ったことあります〉

ええ...

〈この部屋ですよ〉

この部屋　この部屋はー...　ない

自発話（WAB 情景画の説明）

音声 33

〈これ見えますか？〉

はい。

〈これ説明してください。誰が何々をしているとか，何々があるとか〉

えーと　し，仕事んーしごとーは...　しごとーは.....　わかり　わか　わかりませんね。

〈絵の中のですねー，この絵見えますか？〉

はい。

〈言葉で説明できますか？〉

ことば，で，は　ことばでは　ことばでは　んーことば..

〈何が見えますか？〉

えーっと，な，な...　犬が見えるし　い..　犬が見えるし　みえ...　犬が見えるし...　えー人間が　えーっと，人間が　人間が見える...

その他の言語症状として，聴理解は良好である。復唱良好，視覚性呼称もある程度可能であり，自発話の乏しさとは解離している。語列挙（カテゴリー，語頭音とも）は極めて不良で，発症数ヵ月は 0語/1分，その後も 1〜2語/1分 程度にしか改善しなかった。

解説

新潟県内のある山村に生まれたが，若くして郷里を出奔し全国を放浪した60歳代の男性。知的レベルは比較的高く，各地で電気器具の修理をして生活していたという。

大学病院神経内科を受診したが，どこが悪くて受診したのかまったく説明しようとせず，緘黙状態であった。外来看護師から，精神科に回していいですかと尋ねられて，外来窓口で本人と会話をした。たしかに，自分からはまったくしゃべらず，こちらが繰り返し質問すると，それに対して反響言語的に，すこし言葉が口をついて出るだけだった。下肢優位の軽度の右片麻痺を伴っていた。超皮質性運動失語と診断し，画像診断によって左前大脳動脈領域の梗塞が見出された。発症3ヵ月後で，初診時と比較してかなり改善している。

発話が極めて乏しく，その点では非流暢性と分類されてしまう可能性がある。しかし，個々の語音の発音は明瞭であり（年齢や方言による影響は別として），反響言語的（自由会話の「この部屋」や自発話の「言葉」など）に相手の言葉を繰り返すときや，復唱をするときにはなめらかに話す。従って，ブローカ失語や純粋語啞とは明らかに異なり（アナルトリーがない），アナルトリーがないという点では非流暢性ではない。

発話の自発性（発話衝動）が極端に低下した状態であり，自分から進んで話そうとしない。同様に，語の列挙が極めて不良である。

語列挙とは，「動物の名前を可能なかぎりたくさん言って下さい」とか「〔さ〕で始まる単語を挙げてください」というような課題である。神経心理学的術語として，語の流暢性（word fluency）ともいわれるが，発話の流暢性とはまったく異なる概念であるので，混同しないでいただきたい。

チャート解説

発語は（＋）→アナルトリー（−）→錯語（−）→復唱良好→自発語少⇒超皮質性運動失語，と診断される。

コラム7

超皮質性運動失語の特徴

①発話が乏しい。自分からはほとんどしゃべらない。
②相手が強く促すと，その冒頭を繰り返すように答えることが多い（反響言語的発話）。
③復唱は良好である（ただし，完璧とはいえない場合が多い）。
④語列挙は極めて成績不良である。
⑤視覚的呼称はある程度可能である。成績は症例ごとにさまざまだが，語列挙よりは明らかに良好である。
⑥聴覚的言語理解は症例によってさまざまである。
⑦非流暢性発話が合併する症例もある。

⑤，⑥，⑦が曖昧なのは，症例ごとに病巣の拡がりに違いがあり，それに伴う言語症状のバリエーションがあるからである。超皮質性運動失語のエッセンスは①～④である。

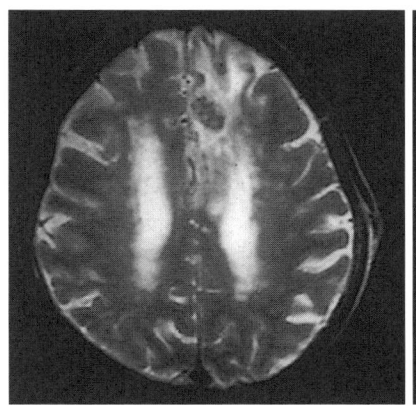

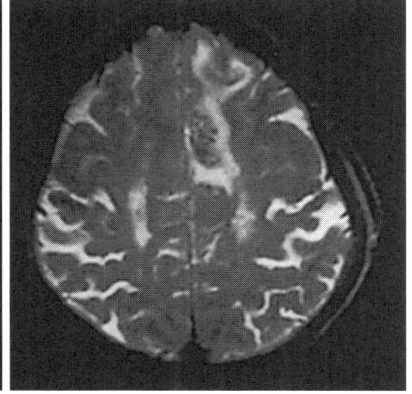

図29 症例13

超皮質性運動失語（**コラム 7**）では自発語は極めて少ないが，アナルトリーは明らかでなく，構音自体は保たれている。また復唱が比較的良好であることに特徴づけられる。ただし，自発話が少ないため，外からの働きかけに対する症例の反応内容で症状を把握する必要がある。
　病巣部位は図 29 に示す。左前頭葉内側面に病巣がみられる。
まとめ
超皮質性運動失語（血管障害）

おわりに

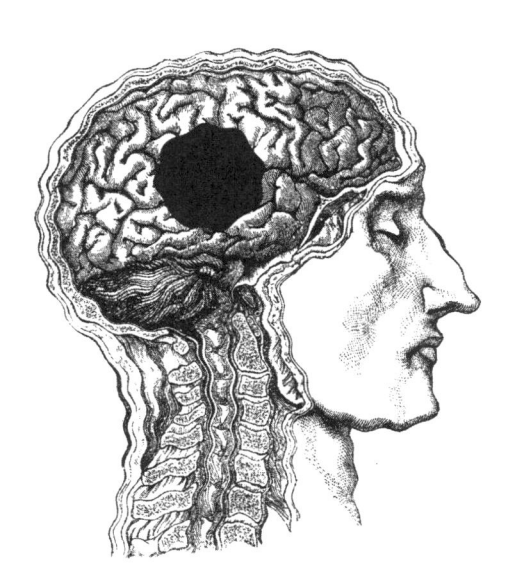

おわりに

　本書の表紙を飾った一見ユーモラスな人物は誰かお分かりであろうか？実は巻頭に肖像写真とその研究内容について掲載した Paul Broca その人である。

　本書に示した Paul Broca の写真をあらためて見ていただきたい。何となく気難しそうで，近寄りがたい雰囲気を感じないであろうか？

　ところが『神経心理学コレクション』全体の装丁とイラストを担当されている木村政司氏がこの写真を再構成しデザインした表紙絵は，何となく微笑んでいるようで，Broca があたかも「失語の症候学」を気軽に開いて読んで下さい，と言ってくれているかのようである。

　本書を読み，失語の患者さんの13症例の生まの声を通して失語型診断の know how を実践していただいた方々は，「はじめに」で相馬先生が心配された「失語症に対する不安」はもはや払拭できたのではないかと思われる。

　最後にもう一度強調しておくが，「はじめに型ありき」ではない。無理に1つの失語型に当てはめて分類するのではなく，各症例の失語像を構成している要素をおさえることが大切である。

　本書は CD-ROM 付きの失語の症候学の入門書である。患者さんの生まの声を通して失語の見方，すなわち失語像を構成している要素の把握の仕方を実践していただければ幸いである。本書を基に，不幸にも言語機能を失った患者さん達のコミュニケーションを改善する試みが，言葉を通してだけではなく，さまざまな視点からさらに展開されることを切に望んでいる。

　「序」で述べたように，本書は「話せばわかる」をモットーに相馬先生と討議しながらまとめたものであり，多くの方々がベッドサイドで利用されることを切に願っている。

昭和60年代初頭，パリ（相馬），ローザンヌ（田邉）というフランス語圏で共に学び，20年来の友である相馬先生と本書を著すことができたことは筆者として望外の喜びである．

2003年7月25日　サルスベリが満開の52歳の誕生日に

田邉敬貴

●参考文献（相馬芳明）

Benson DF : Aphasia, alexia, agraphia. Churchill Livingstone, London, 1979
Benson DF : Aphasia. In : Clinical neuropsychology, ed by Heilman KM, Valenstein E, 3rd ed. Oxford University Press, New York, 1993, p 17-36
Kertesz. A : Aphasia. In : Handbook of clinical neurology, ed by Vinken PJ, Bruyn GW et al, vol 45, Clinical Neuropsychology, Elsevier, Amsterdam, 1985, pp. 287-331
Marie P : Révision de la question de l'aphasie : la troisième circonvolution frontal gauche ne joue aucun role spécial dans la fonction du langage. Sem Méd 21 : 241-247, 1906
McCarthy RA, Warrington EK : Cognitive neuropsychology ; A clinial introduction. Academic Press, San Diego, 1990（邦訳　相馬芳明, 本田仁視監訳：認知神経心理学. 医学書院, 1996）
大橋博司：臨床脳病理学. 医学書院, 東京, 1965
大東祥孝：純粋語啞, 脳卒中と神経心理学. 平山惠造, 田川皓一編集, 医学書院, 1995, p 179-188
大槻美佳, 相馬芳明, 小山晃, 辻省次：左前頭葉病変による超皮質性感覚失語の1例. 脳神経　46：866-871, 1994
大槻美佳, 相馬芳明, 青木賢樹, 飯塚統, 小山晃, 吉村菜穂子, 佐原正起, 永井博子, 小池亮子, 辻省次：単語指示課題における前頭葉損傷と後方領域損傷の相違―超皮質性感覚失語の検討―. 脳神経　50：995-1002, 1998
Otsuki M, Soma Y, Koyama A, Yoshimura N, Furukawa H, Tsuji S : Transcortical sensory aphasia following left frontal infarction. J Neurol 245 : 69-76, 1998
佐藤睦子, 後藤恒夫, 渡辺一夫：左前頭葉病変により超皮質性感覚失語と同語反復症を呈した1例. 神経心理　7：202-208, 1991
Sociéte de Neurologie de Paris : Discussion sur l'aphasie, Rev Neurol 16 : 611-636, 974-1024, 1025-1047, 1908
相馬芳明：伝導失語と短期記憶（STM）. 失語症研究　12：145-152, 1992
相馬芳明：今日の視点からみた伝導失語. 神経心理学　9：82-83, 1993
相馬芳明, 大槻美佳, 吉村菜穂子, 丸山勝一, 辻省次：Broca領域損傷による流暢性失語, 神経内科　41：385-391, 1994
相馬芳明：失語古典分類の問題点とその再構築への試み, 神経心理学　13：162-166, 1997
相馬芳明：音韻性（構音性）ループの神経基盤. 失語症研究　17：149-154, 1997

相馬芳明：脳血管障害からみた失語の責任病巣. 臨床神経 37：1117-1119, 1997

相馬芳明：臨床神経心理学からみた認知神経心理学. 神経心理学 14：157-164, 1998

相馬芳明：Broca 失語と Wernicke 失語. Clinical Neuroscience 16：246-250, 1998

山鳥重：神経心理学入門. 医学書院, 1985

安村修一：中大脳動脈閉塞症. 脳卒中の神経症候学, 田川皓一編, 西村書店, 新潟, 1992, pp 105-120

●参考文献 (田邉敬貴)

柏木敏宏, 田邉敬貴. Wernicke 失語. 脳卒中と神経心理学. 医学書院, 東京, 156-161, 1995

Kazui S, Sawada T, Tanabe H, Inoue N. Transformation of Broca's aphasia into conduction aphasia : a case report. Behavioural Neurology, 5 : 117-120, 1992.

Lecours RA, Lhermitte F : The "pure form" of the phonetic disintegration syndrome (pure anarthria); anatomo-clinical report of a historical case. Brain Lang 3 : 88-113, 1976.

中川賀嗣, 奥田純一郎, 田辺敬貴. 言語症状とタイプ. ブレインナーシング 1996 年春期増刊 pp. 21-30.

大橋博司. 失語症. 中外医学社, 東京, 1987.

田邉敬貴, 大東祥孝. Broca 領野と Broca 失語―Broca 領野に病変を有する自験 2 例の検討から―. 脳神経, 34：797-804, 1982.

田邉敬貴, 井上典子, 澤田 徹, 宮川弘一, 衣川秀一, 白石純三. 伝導失語の錯語について―伝導失語の均一性に関する観点より―. 失語症研究, 4：41-52, 1984.

田邉敬貴. 左右脳および脳梁の役割. 老年精神医学. 5：461-469, 1988

田邉敬貴. 失語・失行・失認. 現代医療, 21：1774-1779, 1989.

田邉敬貴, 池田 学, 中川賀嗣, 山本晴子, 池尻義隆, 数井裕光, 橋川一雄, 原田貢士：語義失語と意味記憶障害. 失語症研究 12：153-167, 1992

Tanabe H. Clinical manifestations ; Linguistic aspects of neurobehavioral stroke syndromes. Cerebrovascular disease : pathophysiology, diagnosis, and management. ed. by Ginsberg MD & Bogousslavsky J. Blackwell Science, 1153-1155, 1998.

田邉敬貴：痴呆の症候学―ハイブリッド CD-ROM 付. 医学書院, 東京, 2000

田邉敬貴. 記憶理論からみた高次脳機能障害. 認知科学の新展開 3 運動と言語 (乾敏郎, 安西祐一郎編), 岩波書店, 東京, pp. 71-86, 2001.

田邉敬貴：痴呆の症候学―Semantic dementia (意味性痴呆) について―. 神経進歩 46；907-911, 2002

田邉敬貴：臨床の知―症候学の重要性 World Federation of Neurology ; Research Group on Aphasia and Cognitive Disorders 印象記. 週刊医学界新聞 (医学書院) 第 2502 号, p 3, 2002

索引

●数字
3段階命令 43

●欧文
agrammatism 41
anarthria 61
angular artery 27
aphemia 13
atonic 35
autoecholalic 35
central artery 26
clonic perseveration 40
completion phenomenon 33
corticobasal degeneration 32
D. Benson 17,38
dynamic aphasia 33
dysarthria 39,61
echolalia 42
echopalilalia 35
fluency 38
functional brain mapping 11
H. Liepmann 40
heterophonic palilalia 35
homophonic 35
intentional perseveration 40
J. Dejerine 10,14
jargon 39,49
K. Wernicke 6,10
L. Lichtheim 10
middle temporal artery 27
N. Geschwind 11
neologism 39,49
P. Broca 6,24
P. Marieの3枚の紙試験 43
palilalia 34,40
palilalie aphone 34
paraphasia 39
periphrase 40
perisylyian aphasic syndrome 17
perserveration 41
phrase length 38
P. Marie 13
posterior parietal artery 27
posterior temporal artery 27
precentral artery 26
prefrontal artery 26
primary progressive aphasia 35
prosody 38
pure anarthria 6,61
residual speech 41
slowly progressive aphasia without dementia 35
SLTA 38,44,46
spasmodic 35
stehende Redensart 34
superior division 27
TCM 18
TCS 18
temporo-occipital artery 27
tonic perseveration 40
WAB失語症検査 38,44,46
Wernicke-Lichtheimの失語図式 24

Western Aphasia Battery 38,44,46
word fluency 22,26,92
word-finding difficulty 40
Yes-No 問題 43

●あ行
アナルトリー 6,61
── を伴う非流暢性失語 32
── と失語型 61
アフェミア 13
アルツハイマー病 32
── でみられる失語 32
「イキジビキ」(生き字引) の復唱 42
意図性保続 40
意味性ジャルゴン 39
韻律 (プロソディー) 38
ウェルニッケ失語 16,52,87
── の解体と再構築 15
── の病巣 15
ウェルニッケ中枢 (左上側頭回後部) 11
迂回反応 65
迂言 40
運動の拙劣症 32
縁上回 6,19
音韻を選択・配列する脳領域 20

音韻性錯語 17,19,39,42,89
音韻の組み合わせと配列 19
音声解体症状群 13
音読 44

●か行
下側頭回 15
仮性球麻痺 34
会話の速度 (1分間の語数) 38
会話の理解 42
角回動脈 27
片麻痺を伴わない全失語 27
喚語 21
── (語想起) に関与する脳領域 21
── 困難 12,41
── 障害 40,51
間代性保続 34,40
漢字と仮名の解離 44
緩徐進行性失語 35
局在論 14
緊張性保続 40
健忘失語 54
言語性短期記憶 43
── 障害 89
── の低下 17,19
言語性保続 41
言語の下位システム 18
言語の脳内機構 29
原発性進行性失語 35
諺の補完 33
呼称 41

呼称障害 41
語音認知 21,43
語音の認知に関与する脳領域 21
語間代 (間代性保続) 33,40
語義失語 33,54,55
── と他の失語型との鑑別 43
語義理解 43
語健忘 32,33,49,54,68
語数 38
語性錯語 39
語想起障害 32,33,69
語頭音効果 50
語頭音ヒント 40,54
語の補完 33
語の流暢性 22,92
語の列挙 26
語発見の障害 40
語列挙 92
語聾 51
後側頭動脈 27
後頭頂動脈 27
構音 38
構音の障害 (アナルトリー:anarthria) 39,61
構音障害 39,61

●さ行
再帰性発話 41
錯語 12,39
残語 41
シルヴィウス裂 17
── 周囲の言語領域

18
ジャルゴン 39, 49
肢節運動失行 32
指示（pointing）問題 43
視覚性呼称 41
視床 28
—— 出血 28
字性錯語 6, 39, 68
自動言語 63
自動性-意図性の乖離 63
自発語 38
自発書字 44
自発話の情報量 38
失語型（失語症候群）の成立 10
失語型診断 10
失語型の中核症状 7
失語型の変化 16, 77
失語古典分類の新しい解釈 12
失語症検査日本語版 46
失語における聴理解障害 43
失語の古典分類 24
失語の責任病巣 28
失文法 38, 41
純粋アナルトリー 6, 13
純粋運動失語 13
純粋語唖 6, 13, 26, 61, 80
純粋語聾の症状 15
純粋失語 11
書字 44

—— 障害 44
助詞や助動詞の障害 41
上側頭回 21
進行性核上性麻痺 34
新造語 32, 39, 49
新造語ジャルゴン 39
錐体外路系疾患 34
全失語 27
前大脳動脈 26
前頭前動脈 26
前頭側頭葉変性症の3群とアルツハイマー病の病変 34
側頭後頭動脈 27
側頭葉萎縮による失語 54
側頭葉萎縮優位型ピック病 54

●た行
タン・タン（ムッシュ・タン症例） 41
体性運動感覚 32
滞続言語 34, 40
滞続言語（意図性保続） 33
大脳皮質基底核変性症 32, 35
代名詞 49
単語の聴覚的理解 21
単語の聴覚的理解に関与する脳領域 22
単語の理解（語義理解） 43
痴呆性疾患 32
中心前回 19

中心前回の損傷 6, 12, 14
中心前動脈 26
中心動脈 26
中枢性失語 16
中側頭回 15
中側頭動脈 27
中大脳動脈 26, 27
中大脳動脈皮質の灌流域 25
超皮質性運動失語 18, 26, 91, 94
—— の特徴 93
超皮質性感覚失語 18, 26, 33, 54, 55, 57, 58, 84
—— の要素を伴ったウェルニッケ失語 88
聴理解 42
—— 障害 12
手続記憶 63
伝導失語 11, 16, 67, 73, 89, 90
——, 構音障害合併例 70
—— の症状 6, 15, 17, 19
電文体 41
努力性発話 61
統語理解 43
頭頂葉 15
同語反復 40
動作命令 42
読字・書字 44
読解 44

●な行

内言語　44
脳血管障害　24
　——と失語分類　24
脳動脈閉塞による言語症候群　26

●は行

パーキンソン病　32,34
発語失行の責任病巣　32
発語面からみた失語型診断（チャート）　47
発話を実現する脳領域　20
発話の実現　19
発話の自発性　22
発話の自発性に関与する脳領域　22
反響言語　56
反響的反応　32
反復言語　34,40,42
ピック病　32
　——の失語　33
　——の語義失語　33
皮質下構造の損傷による失語　27
非流暢性失語　80,85
被殻　27
　——出血　27

標準失語症検査（SLTA）　38,44,46
ブローカ失語　12,13,14,64,77,81
　——から伝導失語への移行　79
　——の解体と再構築　12
　——の中核症状　6
ブローカ中枢（左上前頭回後部）　11
ブローカ領域　6,13
　——失語　13,14
　——損傷による流暢性失語　84
　——（第3前頭回後部）　14
　——の損傷部位　14
ブロードマン4野　27
ブロードマン6野　27
ブロードマン44野　27
復唱が障害される失語型　62
復唱障害（repetition障害）　42
復唱障害（reproduction障害）　42
物品名の理解障害　43
文法理解　19
　——障害　41

　——（統語理解）　43
　——に重要な脳領域　20
ベッドサイドでの失語型診断　46
変性疾患でみられる失語　35
保続　34,41
　——の3分類　40
補完現象　33
傍シルヴィウス裂失語症候群　17,18
　——と伝導失語　17

●ま行

麻痺性構音障害　67
未分化ジャルゴン　39
ムッシュ・タン　6,41
命名課題　51

●や行

読み書き　44
読みの検査　44

●ら行

力動性失語　33
流暢性　38
　——失語　26
　——と非流暢性　80
レヴィー小体病　32